大连市非物质文化遗产保护系列丛书

郑晓丽 主编

中医付氏针推

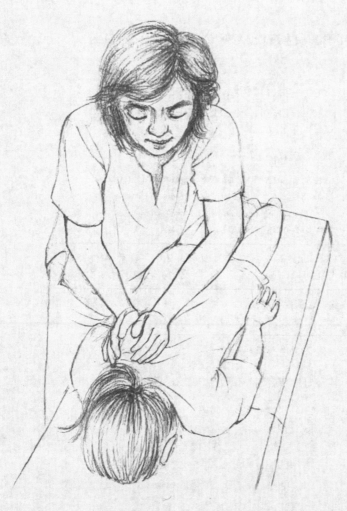

大连理工大学出版社

图书在版编目（CIP）数据

中医付氏针推 / 郑晓丽主编．-- 大连：大连理工大学出版社，2023.12
（大连市非物质文化遗产保护系列丛书）
ISBN 978-7-5685-4727-7

Ⅰ．①中… Ⅱ．①郑… Ⅲ．①针灸学—介绍—大连②推拿—介绍—大连 Ⅳ．① R24

中国国家版本馆 CIP 数据核字 (2023) 第 224261 号

中医付氏针推
ZHONGYI FUSHI ZHENTUI

大连理工大学出版社出版
地址：大连市软件园路 80 号　邮政编码：116023
发行：0411-84708842　传真：0411-84701466　邮购：0411-84708943
E-mail:dutp@dutp.cn　URL:https://www.dutp.cn
大连图腾彩色印刷有限公司印刷　大连理工大学出版社发行

幅面尺寸：185mm × 255mm　印张：10　字数：156 千字
2023 年 12 月第 1 版　2023 年 12 月第 1 次印刷

责任编辑：董歅菲　责任校对：邵　青
封面设计：琥珀视觉

ISBN 978-7-5685-4727-7　定　价：88.00 元

编委会

主　　　编：郑晓丽

副　主　编：冷小严

执行主编：孔庆印　李　灿

本册作者：付　强　吴金桓

图片摄影：王　舒　赵　昕

插　　　画：廖　星

编　　　委：付　强　高　威　葛运峰
（按姓氏音序排列）　顾　媛　舒　倩　孙　恺
　　　　　　王　珊　吴金桓　邢　易

组织编写单位

大连市非物质文化遗产保护中心

前 言

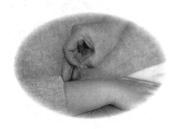

习近平总书记指出：中医药学包含着中华民族几千年的健康养生理念及其实践经验，是中华文明的一个瑰宝，凝聚着中国人民和中华民族的博大智慧。中医针灸是传统中医的一种医疗手段，2010 年，中医针灸被列入联合国教科文组织人类非物质文化遗产代表作名录。而推拿按摩作为中医学的宝贵遗产，也一直深受人们的喜爱。中医付氏针推将中医针灸与推拿相互结合，是传统的非药物治疗方法，从晚清传承至今已有 100 多年的历史。

中医付氏针推中的针灸是通过针刺和艾灸的治疗方法，对体表的经络腧穴给予适当的刺激，以达到疏通经气，调节脏腑气血功能进而治疗疾病的目的；推拿是医者用自己的双手通过推、拿、揉、捏、提等手法，在人体体表上的穴位或经络进行规范化操作，起到疏通经络、活血化瘀、推行气血、调和阴阳以祛除疾病的目的。针灸和推拿两种治疗方法同时使用，对一些疾病能够起到协同治疗作用。

2020 年，中医付氏针推被列入大连市第八批市级非物质文化遗产代表性项目名录。为了更好地传承与保护这一非物质文化遗产项目，让更多读者了解它的历史与文化，我们编写了这本书。

　　《中医付氏针推》一书对中医付氏针推的历史渊源、理论基础、主要内容、应用、价值及传承保护等有关内容进行了梳理，具有一定的学术价值、文献价值及使用价值。希望通过本书的出版，能够让更多的读者了解并关注"中医付氏针推"。

编　者

2023 年 12 月

目 录 Contents

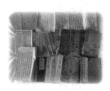
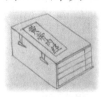
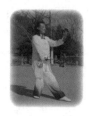

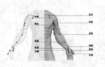
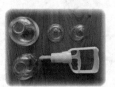
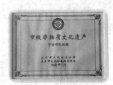
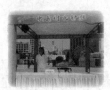
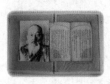

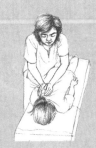

第一部分

中医付氏针推的历史渊源

一、针推的起源与发展

从现存文献看，春秋战国至秦汉时期是针灸治疗学的奠基阶段。这段时期的文献中已有论述针灸治疗的内容，虽尚未形成系统，但为针灸治疗学的建立积累了重要的理论基础。两晋南北朝是针灸治疗学发展的重要时期。以《针灸甲乙经》为代表的针灸学专著，为针灸治疗学的初步分化与形成奠定了基础。隋唐时期中医学及临床各科有了进一步发展，唐代建立了中医学的教育体系，太医署设立了针灸专科，促进了针灸临床的发展。宋、金、元时期针灸治疗学的研究不断深入，宋代初期的医科分为方脉科、疡科和针科三科，已逐渐具备了医院的诊疗机构形式，这在很大程度上促进了针灸临床的发展；金代医科吸收和继承宋代的医学成就，逐渐细化为十科。这一时期涌现出多位针灸临床学家，有宋代著名的针灸医药学家王执中、医学家窦材，金末元初的窦默等，他们对针灸治疗学的发展做出了突出贡献。明清时期，针灸治疗学随着临床实践而不断丰富发展，尤其是明代针灸人才辈出，针灸相关的著作甚多，形成了历史上发展的高潮。这一时期各种针法、灸法的出现，推动了针灸治疗学的发展。清代末期，朝廷诏令在太医院废除针灸，对针灸临床产生了一定的影响，但民间的针灸医疗依然兴盛。

"推拿"一词，在黄帝时期称为案抚，汉代以前被称为按跷、跷摩，汉代至明代多称为按摩。推拿手法治病的文字记载，始于殷商甲骨文，当时称之为"拊"。在殷商甲骨文中，反复出现"拊"和用"拊"来治疗腹部疾病的文字；甲骨文中还记载了专门从事"拊"的医师名字，例如尹、臭、拊等。虽然在甲骨文中并没有具体推拿手法的记载，但可以推断，殷人治病的主要手段是推拿手法，推拿手法比针灸、药物治疗使用得更早。

长沙马王堆汉墓出土的《五十二病方》中记载的推拿手法计有按、摩、抚、蚤挈、中指搔、刮、捏7种，该书随墓主下葬于公元前168年，是目前可见的最早记载推拿手法的书籍。晋隋唐时期，推拿在医学领域的地位很高，不仅是医学教育的四大科目之一，还被应用到骨伤和外科疾病的治疗中，推拿手法在这个时期有了新的发展。宋、金、元时期对推拿手法的理论进行了全面总结，推拿手法在治疗骨伤科疾病方面又有了新发展。明清时期，小儿推拿形成独立体系，成人推拿形成一些流派，推拿手法有较大发展。

二、中医付氏针推的由来

中医付氏针推源于河北保定，原姓傅，后改姓为"付"并沿用至今。清朝初期，傅家开设有医馆。傅氏医馆兼有"针医"和"方家"，其中"针医"有摸骨、正骨、推拿、艾灸、砭石等治疗手段。傅氏先人将形意拳、八卦掌、太极拳、大成拳等优秀功法，结合内功与独特心法，形成了一套自己的体系，既可以强身健体，又能提高行医的治疗效果。

傅氏家族的傅百川多年来潜心钻研武术和医学，1890年闯关东至大连，先后学习了俄语、日语、英语等，贯通中西医，留有医学笔记《生理学》。后来，傅百川又将中医的经络、经脉、穴位、脏腑和西医的解剖、神经、组织器官等内容重新整理，形成一套独特的医用体系，用于治疗人体各类疾病，成为"中医付氏针推"技法的开山祖师。

中医付氏针推

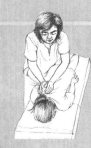

第二部分　中医付氏针推的理论基础

一、传统理论

中医付氏针推理论源于传统医学著作《黄帝内经》，延续了天人合一、法于阴阳的传统哲学思想。中医阴阳学说是中医学的基础理论之一，包含着中国古代人民朴素的辩证唯物主义哲学思想。古代医学家借助阴阳学说来解释人体生理、病理的各种现象，指导总结医学知识和临床经验，逐渐形成了以阴阳学说为基础的医学理论体系。阴阳学说是一种以自然界运动变化的现象和规律来探讨人体生理功能和病理的变化，从而说明人体的机能活动、组织结构及其相互关系的学说。

中医付氏针推理论中的"阴""阳"相互区别，相互依存，相互转化。其中，阳代表热、体表、动能、腑（胆、胃、大肠、小肠、膀胱、三焦）、气等，阴代表寒、体内、形体、脏（心、肝、脾、肺、肾、心包）、血等。中医付氏针推的基本理论认为人活着，能跑跳，能自由活动是阳；看到的形体，即人体本身相对于动能，属于阴。中医付氏针推提出天地本于阴阳，人法于阴阳。人体生病就是阴阳失衡，中医付氏针推就是以针灸和推拿为主，结合刮痧、拔罐、导引等手段来平衡人体的阴阳。

我国古代医学家运用中医五行学说来解释人体生理病理和疾病的病因病机等。五行学说为中医哲学思想五行理论在医学上的应用，是中医基础学术理论之一。

五行学说经历代名医研究和总结，逐步发展成为一种中医的学术理论。它主要是用"五行"配"五脏"，即形成肝木、心火、脾土、肺金和肾水。

五行学说中，五脏为中心，通过经络以联系全身，说明了人体的整体性。通过对自然现象的观察，将医学实践联系到五方、四时等，说明了人与自然界的统一性。《黄帝内经·阴阳应象大论》："在天为风，在地为木，在体为筋，在脏为肝，在色为苍，……在变动为握，在窍为目，在味为酸，在志为怒。"①医疗实践证明，人发怒会伤肝，肝病患者多有易怒、头晕、目眩、抽搐以及筋和眼的一些病征，用治肝的方药或针灸肝经的穴位，能收到一定的治疗效果。

五行学说是用五行的生克、相侮、相乘等理论来阐述五脏之间互相依存、互相制约的关系。此外，与阴阳学说配合，可以了解一些防治疾病的方法。《黄帝内经素问·五运行大论》："气有余，则制己所胜，而侮所不胜；其不及，则己所不胜，侮而乘之，己所胜，轻而侮之。"②

---

① 张登本，孙理军. 黄帝内经 [M]. 北京：新世界出版社，2008：30-31.
② 张登本，孙理军. 黄帝内经 [M]. 北京：新世界出版社，2008：361.

随着医药学的发展，五行学说的内容有所丰富，观点也有所更新，故中医五行学说与哲学上讲的"五行"日趋分离，逐渐发展为用于解释脏腑相互关系的学说。这种脏腑相关学说指导临床诊断与治疗，行之有效。

二、基础理论

经络理论是中医基础理论的重要组成部分。我国古代劳动人民在长期与疾病作斗争的医疗实践中，逐步认识到人体内存在着一些气血运行的通道，这些通道被中医称为经络。人体通过这些经络内连脏腑，外连肢节，纵横交错，遍布全身。

（一）经络的含义

经络是人体运行全身气血，联络脏腑肢节，沟通上下内外的通路。经络是经脉和络脉的总称。经，有路径的意思，是经络系统的主干；络，有网络的意思，是经脉的分支，纵横交错，网络全身。经脉大多循行于深部，有一定的循行路径。络脉大多循行于较浅的部位，有的络脉还显现于体表，如网状。经络把人体的五脏六腑、四肢百骸、五官九窍、皮肉筋脉等组织器官联结成一个统一的有机体，使人体内的功能活动保持相对的协调和平衡。

经络是针灸学的理论核心。经络理论则是研究人体经络系统的生理功能、病理变化及其与脏腑相互关系的理论。经络理论是古代医学家在长期医疗实践中产生和发展而来的，它不仅是针灸、推拿、气功等学科的理论基础，还对指导中医临床各科有十分重要的意义。经络理论与藏象理论、病因理论等基础理论结合起来，能比较完整地阐释人体的生理功能、病理变化，指导诊断和确定治疗方法。

（二）经络理论的主要内容

经络系统由经脉和络脉组成，在内连属于脏腑，在外连属于筋肉、肢节和皮肤。经脉主要分为正经和奇经两大类。正经有十二条，包括手三阴经和手三阳经、足三阴经和足三阳经，合称"十二经脉"，是气血运行的主要通道。十二经脉有一定的起止、一定的循行部位和交接顺序，在肢体的分布和走向有一定的规律，同脏腑有直接的络属关系。奇经有八条，即任脉、督脉、冲脉、带脉、阴跷脉、阳跷脉、阴维脉、阳维脉，合称"奇经八脉"，有统率、联络和调节十二经脉的作用。十二经别，因不同于其他经脉而称为经别，是从十二经脉分别出来的经脉，补充了十二经脉循行之不足，同样为人体经络系统的重要组成部分。其功能有运行气血，荣润周身，协调阴阳，调整虚实等。

络脉有别络、浮络和孙络之分。别络是较大的和主要的络脉，共有十五条，其中十二经脉与督脉、任脉各有一条别络，再加上脾之大络，合称"十五别络"。[①]别络的主要功能是加强相为表里的两条经脉之间在体表的联系。浮络是浮现于体表的络脉，孙络是最细小的络脉，两者难以计数，遍布全身。

此外，还有十二经筋和十二皮部。十二经筋是十二经脉之气结、聚、散、络于筋肉、关节的体系，经筋的作用是约束骨骼，屈伸关节，维持人体正常运动功能。十二皮部是十二经脉的功能活动反映于体表的部位。

①石学敏.针灸学[M].北京：中国中医药出版社，2007.

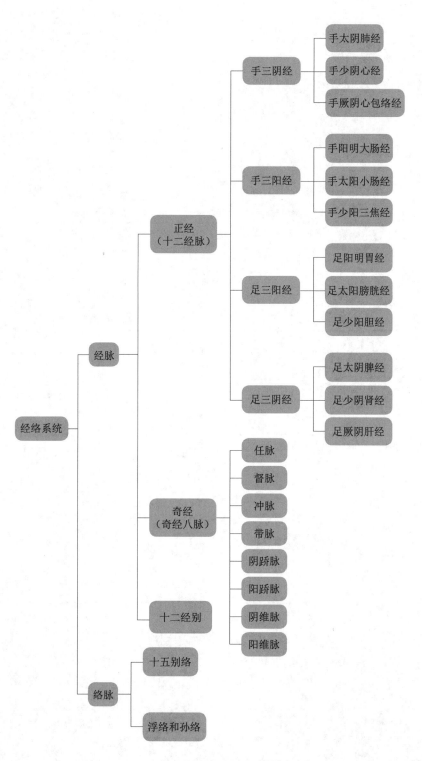

▲ 经络系统主要部分示意图

中医付氏针推

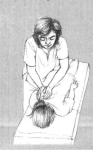

第三部分

中医付氏针推

传统武术的修习

中医付氏针推的功法与传统武术息息相关。中医付氏针推的传承人通过修习传统武术，使手部发力，充分发挥针灸的独特治疗功效。中医付氏针推的功法主要分为筋骨力的训练、整劲的修习和自身的调节三个阶段。

一、筋骨力的训练

筋骨力的训练是外力的训练，主要包括手力的练习、肘力的练习和平稳度的练习。

（一）手力的练习

手力的练习可以通过做俯卧撑来实现。标准的俯卧撑动作：双手弯曲，使身体平行于地面，然后接近地面，再双肘伸直，撑起身体。练习的时候，分为七个阶段。第一阶段（第1～7天）：每天做10组，每组做10个标准动作；第二阶段（第8～14天）：每天做10组，每组做15个标准动作；第三阶段（第15～21天）：每天做10组，每组做20个标准动作；第四阶段（第22～28天）：更换方法，手掌抬起，十指着地，每天做5组，每组做10个；第五阶段（第29～35天）：与

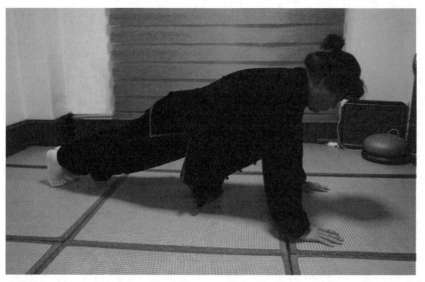

▲双手俯卧撑（标准俯卧撑）1

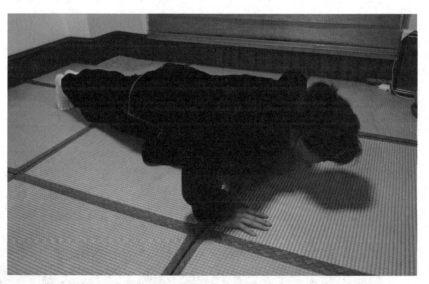

▲双手俯卧撑（标准俯卧撑）2

第四阶段的方法相同，每天做 10 组，每组做 10 个；第六阶段（第 36 ~ 42 天）：每天做 10 组，每组做 15 个；第七阶段（第 43 ~ 49 天）：每天做 10 组，每组做 20 个。按照这七个阶段，训练 49 天，手指的力量已经基本达到要求了。但每个人体质不同，不同人练习的时间长短也有所不同。手力需要勤加练习，才能获得手指需要的力度。

（二）肘力的练习

肘力的练习主要是肘部感知与力度的练习。我们的肘部表皮对物质的感知能力并不是很强，但是如果用到肘部深处的神经，那么感知与力度就能体现出来。肘力的练习方式和做俯卧撑一样。需要注意的是前几天，应固定别动，几天以后可以双肘向内和向外分，向前移和向后移。这个时候，每天只需做十分钟，时间长了肘部容易受伤。每次练习完必须用手轻轻揉，然后用肘部来感知手的力道和温度，一般也练习七七四十九天，这样一个时间段的练习会有一个很好的力度感知和对患者身体的一个感知。在逐渐加力的过程中还可

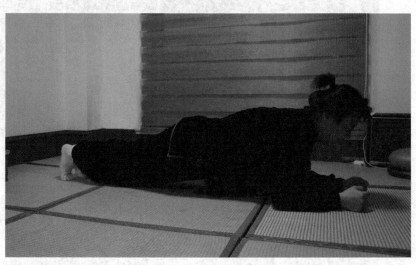

▲肘力的练习 1

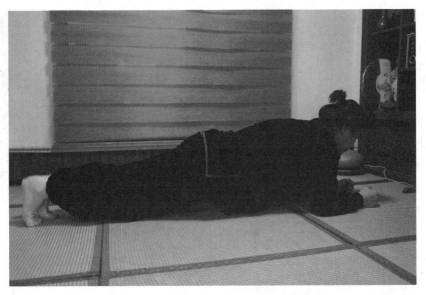

▲肘力的练习 2

以将所需要的层次（皮层、肉层、筋层和骨层）灵活地运用。比如我们在练习的时候用到的分、合、前、后、中定的移动，用在患者身体的时候就可以分为五个方向，即压、推、回、勾、挑。

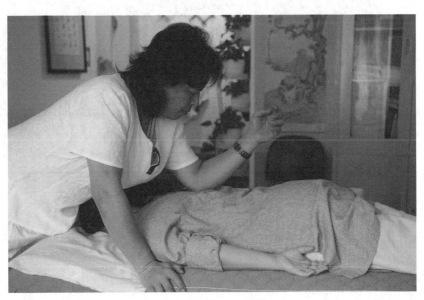

▲压

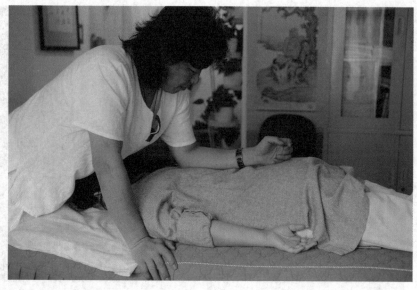

▲推

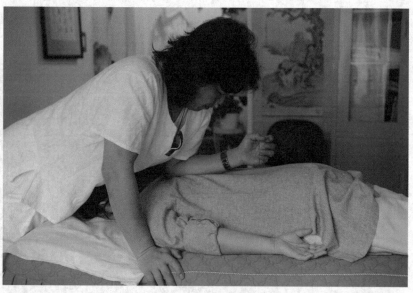

▲回

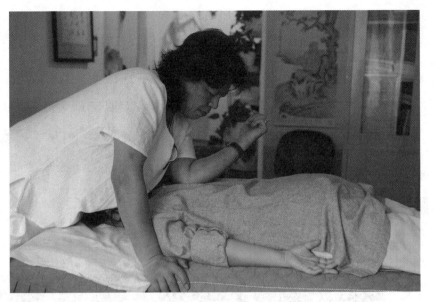

▲勾

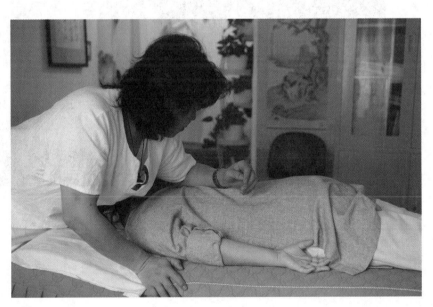

▲挑

（三）平稳度的练习

仰卧抬腿，平躺在硬板儿床或者地板上，双手十指交叉掌心朝上，放在后脑勺下，双腿抬起，双脚离地大约30厘米，腿和水平面呈30度左右，也可以是15度至30度，不要超过40度。没有做过平稳度练习的人一般是用腹肌的力量把腿抬起来，做过平稳度练习的人一般运用腹部筋膜和腰大肌的力量，即我们常说的内力。

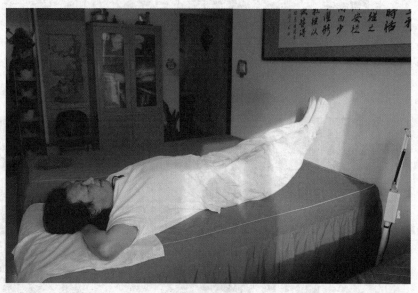

▲平稳度的练习

二、整劲的修习

整劲的修习，也称为内劲修习，主要分为四平马桩功、形意拳和八卦掌的练习。

（一）四平马桩功

四平马桩功，姿势低平，功架开展，强度较大。练功时两腿并立，两脚平行站好（距离约为自己脚长的三倍）。两膝弯曲半蹲，两大腿微平，脚尖内扣，五趾抓地，重心落于两腿之间，膝部外展与脚尖垂直。裆部撑圆，同时注意保持头正、颈直、含胸、收腹、提肛、立腰、开胯、沉肩、收臀。

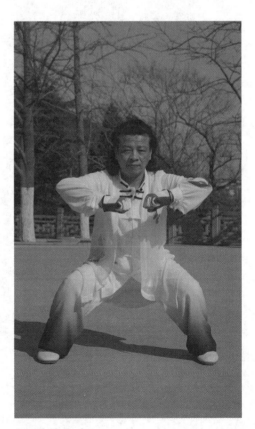

▲四平马桩功 1

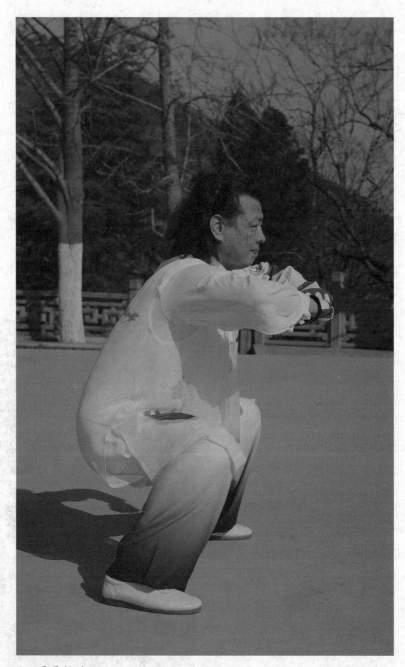

▲四平马桩功 2

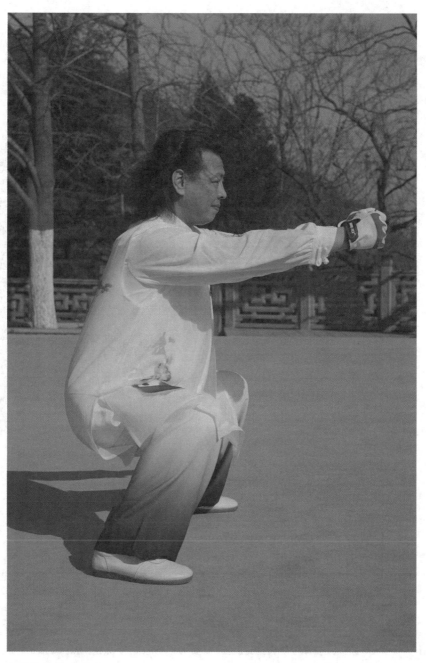

▲四平马桩功 3

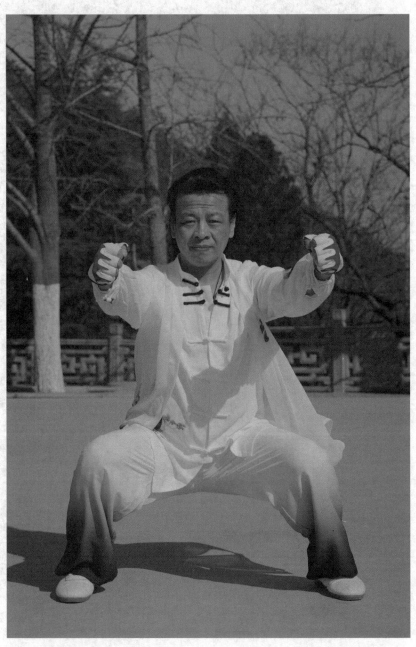

▲四平马桩功 4

（二）形意拳

形意拳主要分为桩功和拳法。

1. 桩功

（1）混元桩

自然站立，两脚分开与肩同宽，脚尖略内扣。两臂慢慢上抬至与肩同高，十指向上，掌心向前，五指自然分开，虎口张圆，两肘下垂；两腿微屈，脚跟稍提起。两眼平视前方，意守丹田，要有"武心"之威。"武心"起于两足，发于四肢，意思是以意念将两足下之力沿两腿后部上行至两胯，再向上通过后背到两肩，行至两肘，由两手再到十指。这时的感觉是：脚心发热，然后从脚顺两腿往上至两肩，慢慢行至小臂，发胀发热，好像一股热气从两手十指发出。

（2）圆抱桩

自然站立，呈左丁字步。左脚向前迈一步（大约一脚长），呈虚步，两腿稍屈，重心在两腿之间略偏后。同时，两手臂由身体两侧向上抬起，左手在前，右手在后，掌心相对，五指自然分开，虎口要圆，停于胸前，呈抱球状，两肘不能抬起，两眼平视前方。意守丹田，将两足下之力沿两腿后部上行至两胯，再向上通过后背到达两肩，行至两肘，经两手到十指发出。此为左式，右式与此相同，动作相反。

（3）卧龙桩

自然站立，呈左丁字步。左脚向上迈一大步，全脚掌落地，重心在两脚间。左手从腹前由掌变拳，外旋向前钻出，拳心向上；右手停于腹前，拳心向下，两腿略弯曲，两膝内扣，两眼平视前方。意守丹田，将两足下之力沿两腿后部上行至两胯，再向上经后背到两肩，由两肘到两手心发出。此为左式，右式与此相同，动作相反。

（4）困龙桩

自然站立，呈左丁字步。左脚向前迈一大步，沿脚尖方向弓出（呈弓步）。同时，将身体前扑，右腿蹬直，塌腰。左手半握拳，拳心向上，收至左胯侧；右手半握拳向前划出，回小臂，将拳收至右耳根部。右肘前顶，头左转并向前顶，目视左后方。意守丹田，两足下之力沿两腿后部上行至两胯，再向上经后背、两肩，由两肘到两手心发出。右式与此相同，动作相反。

（5）盘龙桩

自然站立，呈左丁字步。左脚向前迈一步（约一脚半），脚尖外撇呈横步，右膝放在左膝后，身体下坐并慢慢左转。右手前按，掌缘向前，虎口向后；左手向左胯后按出，掌缘向后，虎口向前探出。两眼顺右手方向平视前方。意守丹田，两足下之力沿两腿后部上行至两胯，再向上经后背、两肩，由两肘到两手心发出。右式与此相同，动作相反。

（6）三才桩（三体式）

身体直立，两臂自然下垂，头端正，两脚跟靠拢。脚尖向外展呈90度，目视前方。右脚不动，左脚以脚跟为轴向右扭转45度，同时身体右转，两腿慢慢向下弯曲，呈半蹲姿势，重心偏于右腿。左前臂经体前向上提起，左手停于胸前，手心向下，手指向前；右前臂也随之向上提起，

右手盖在左手背上 (右手食指对准左手中指)，两肘微屈，目视前方。身体方向不变，左脚前进一步，两脚跟前后相对，相距约两脚半，两腿屈膝。掌心向前下方，五指分开，掌心内含，高与胸齐，右手后撤落于腹前，拇指根节紧靠肚脐，手腕下塌，目视左掌食指尖。意守丹田，将丹田所产生的热气，经小腹下到两腿再至涌泉穴；呼气时，沿两腿后部上行至两胯，再向上经后背到两肩，由两手到十指发出。右式与此相同，动作相反。站三才桩时，注意两腿重心的分配：前腿四分力，后腿六分力。

　　练以上桩功，可根据个人体力来决定站桩的时间。每练完一个桩功，可适当地来回走动，以放松肌肉。经过一段时期的练习，就可以进行拳法训练。

2. 拳法

（1）劈拳

拳心向上，拳经胸前向上，伸至口前内旋，由上向前向下劈出，拳轮向下，力达拳轮与前臂，拳高与肋平；顺肩垂肘，臂微屈。

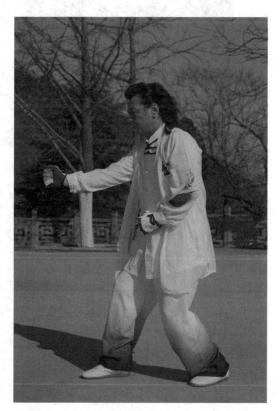

▲劈拳

27

（2）崩拳

拳经腰侧直向前旋转冲出，拳眼向上，略高于肩；顺肩
垂肘，上臂微斜，前臂平直，肘微屈，力达拳面。

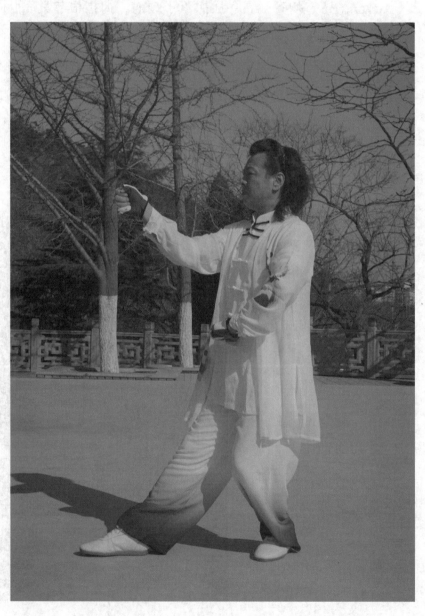

▲崩拳

（3）钻拳

　　拳经胸前直向前上外旋钻出，拳心斜向上，高与鼻平；顺肩垂肘，臂微屈，力达拳面。

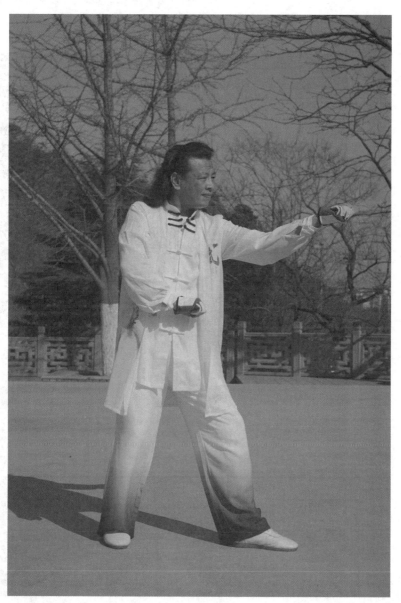

▲钻拳

（4）炮拳

　　一手拳心向里，拳面向上，屈臂垂肘，向前上方内旋拧转外格，拳心翻转向外，置于同侧额角；同时，另一拳内旋向前或向斜前方冲出，拳眼向上；顺肩垂肘，力达拳面，手臂微屈。

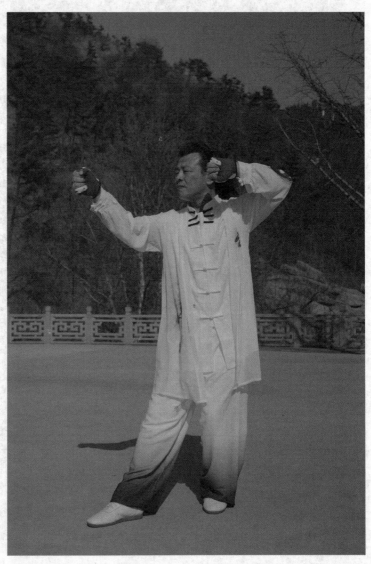

▲炮拳

（5）横拳

一拳沿另一前臂的下方，经异侧斜前方向同侧斜前方弧形横拨，同时前臂外旋，拳心向上，高与胸平；顺肩垂肘，臂微屈，力达前臂及拳外侧。

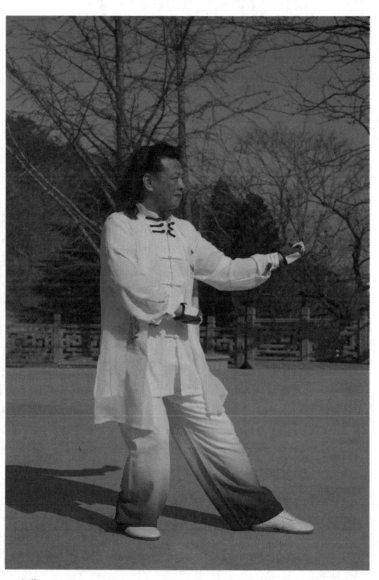

▲横拳

3. 形意拳练习要领

站桩重要的是姿势一定要准确，注意腹部的感觉。注意要"三尖相照"，即整个身体要正，不要歪斜，有身体向前的感觉，但形向后坐。前后手都要有撑劲，不能一味地松，但也并非要用强劲。站完桩，可以放松一下，拍打全身，练练惊抖劲。

练习形意拳需注意：身体自然放松，思想入静，沉肩坠肘；头顶项领，颏内收，舌顶上腭，目视前方；自然呼吸，面部放松，提肛塌胯。

（三）八卦掌

1. 桩功

（1）无极式和太极式

①无极式

面南背北，或面东背西。两脚自然分开，周身骨节放松，端然恭立，平视远方。先想象自己是充满宇宙的水，然后把这种想法忘掉。心无所想，目无所视，耳无所听，身无所依，无形无象，忘其有己，顺其自然。此乃阴阳未

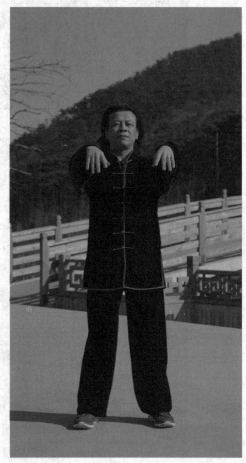

▲无极式

判之式，三才合一，浑然一体，呼吸天地，根扎八方，无所向意。

②太极式

两脚并拢，周身骨节放松，端然恭立，意守丹田，两手交叠（男子左手在上，女子右手在上），轻轻盖于肚脐上，神注丹田，别无所想，排除一切私心杂念。

此式意念专一，如种子入田，田宜肥沃，种宜纯优，繁花硕果指日可待。此式亦如系猿之桩，克服心猿意马，令人心静神宁，汇聚真气，积储能量，通脉冲关。

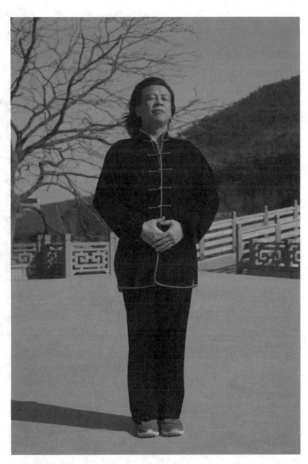

▲太极式

（2）两仪式

大马步站立，两脚内侧相距三脚（约身高的三分之一），膝与胯平，膝盖不超过脚尖。两臂向两侧平展，肩、肘、腕、指各部骨节尽力拉开，肘尖有下垂之意。两手中指向两侧摩天，撑裆裹胯，畅胸实腹，舌抵上腭，头顶蓝天，意落寰宇。两目圆睁，向前远方平视。

此式如鹏之展翅、鹰之飞翔，两翼极展，分中寓合。久练可成"金刚体"，两腿如钢柱，两臂如铁闩，气贯长虹，所向无敌。少林七十二艺中的"石柱功"，亦是此练法。它规定桩分三步，期限三载。第一步要求在平地大马步站练一载，第二步要求在木桩上站练一载，第三步站桩时在腿上负重，由少到多，最多至数百斤。功成后人推马拉，稳如石柱。站桩时如能双手系重物则更好。

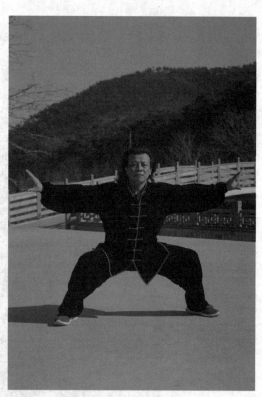

▲两仪式

（3）四象式

大马步站立，两足尖极力外撒，两脚内侧向前，形成一条直线,即所谓腿开一线。两臂前伸,两手心(或两手背)相对,如抱一球。身法要求与两仪式相同。

（4）五行式

两腿歇步下坐,两臂分别置于身体前后屈撑,后手背对照脊骨尽量向上屈臂,靠近至阳穴(位于第八胸椎上、第七胸椎下),前手背斜照前头顶,两手心尽量向外推,虎口圆撑,手指回勾,肩、肘、腕向外撑劲,呈半月形。腰身顺势极力后拧。眼神顺腰身后拧至弧线,向后上方拧颈环看。五行式如龙盘玉柱或古树盘根。左右式要求相同,唯方向相反。

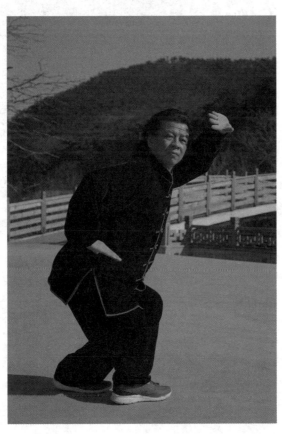

▲五行式

（5）六合式

取三才式，上下肢姿势不变。然后极力向一侧后方拧腰坐胯，身如拧绳。前后两手尽量和后脚跟重叠到一个方向。头顶项竖。两肩水平。两目圆睁，顺势朝前手虎口向斜后方远看。尾骨与后脚跟垂直，重心几乎全部落于后脚，胯内旋，后腿膝盖尽量不超过脚尖。左右式要求相同，唯方向相反。

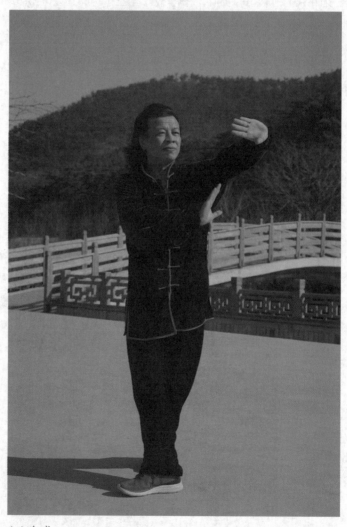

▲六合式

（6）七星式

一腿独立下蹲，另一腿前伸，力贯足尖。脚离地面，高不过膝。重心全部寄于后腿。两臂在胸前交叉，两大指回扣于手心，竖掌折腕，意想夹脊，两手臂有前拥之意，目平视前方。左右式要求相同，唯方向相反。注意右腿前伸时，右手掌在下，左腿前伸时，左手掌在下。

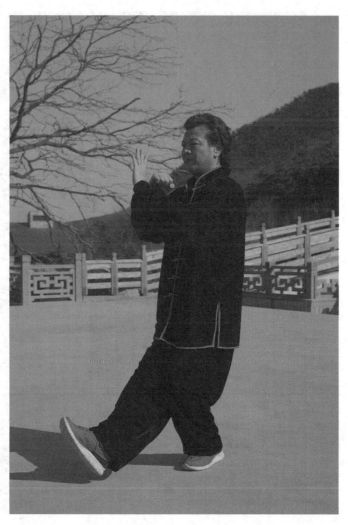

▲七星式

（7）八卦式（大马步桩式）

大马步站立，两脚相距三脚半（约身高的三分之一），然后两脚尖极力内扣，两脚外侧练到能成一条直线。屈膝下蹲，两臂上举，手心向上，置于头顶前上方，松肩撑肘，形如八卦，两眼向斜上方看。

此式与四象式相反，两脚极力内合，以充分舒展足三阴

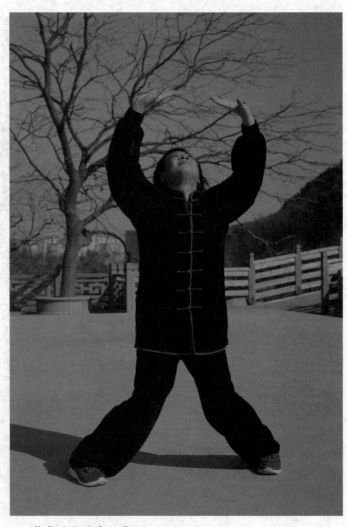

▲八卦式（大马步桩式）

之经络，充分锻炼两腿外侧的肌肉、韧带等组织。其功效与四象式一样，能锻炼人体的平衡器官，具有滋阴壮阳、强健四肢的作用。与四象式配合练习，可阴阳相济。此式上下肢极力内扣、外撑，状如上、下两个八卦图。

2. 掌法

（1）八卦下榻掌（下沉掌）

两手在腹前平按，指分掌凹，合谷称圆，掌跟下沉，两

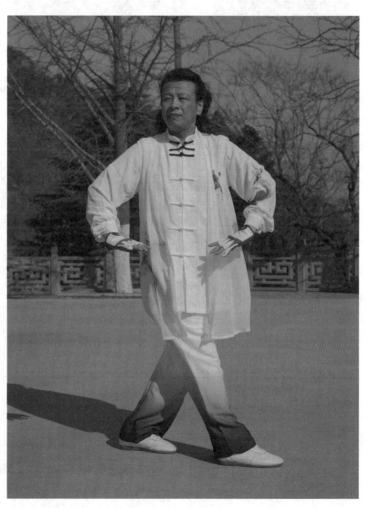

▲八卦下榻掌 1

臂呈弧形如同水中按球。中医学讲"心为火，肾为水"，要达到清火降浊，强腰健肾，必须引火归元。"取将坎位心中实，点化离宫腹内阴，从此变为乾健体，潜藏飞跃尽由心"，这叫取坎填离，也称"心肾相交""水火既济"。

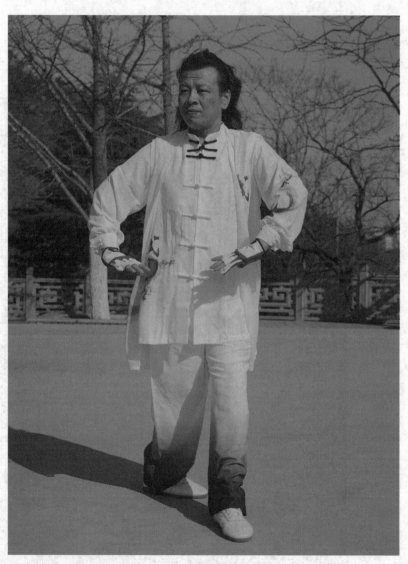

▲八卦下榻掌 2

（2）八卦平托掌

双手左右平托与肩平，向内合，掌心向上，掌心凹空成仰掌，双手如托塔。练习时要心平气和，久练能充实精血，使阳易生，阴易长，人体脏腑强盛，正气充沛，人身之气能运转自如，周流全身，益寿延年。

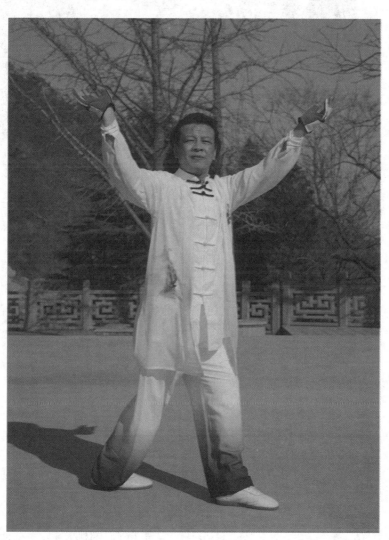

▲八卦平托掌 1

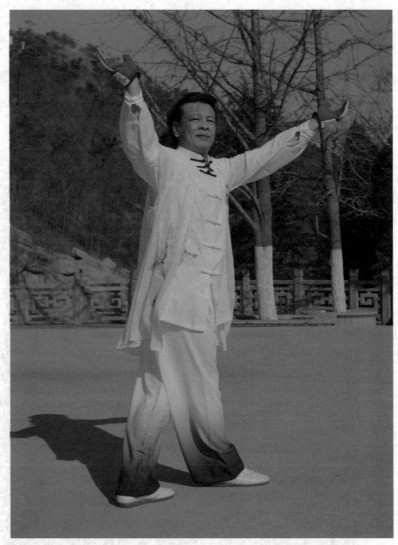

▲八卦平托掌 2

（3）八卦阴阳掌

两臂前后相撑，一手臂在前与肩平，掌心向外，外劳宫对膻中穴；另一手掌臂后撑，外劳宫对命门穴，状如八卦阴阳鱼。久练此掌壮筋骨、增气力，气血自顺，阴阳通补，元神自固。

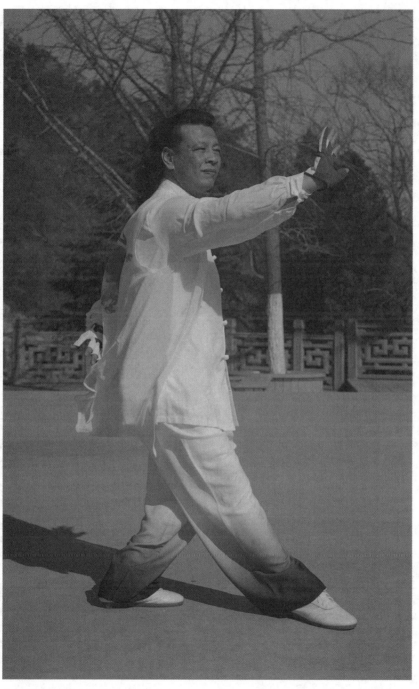

▲八卦阴阳掌 1

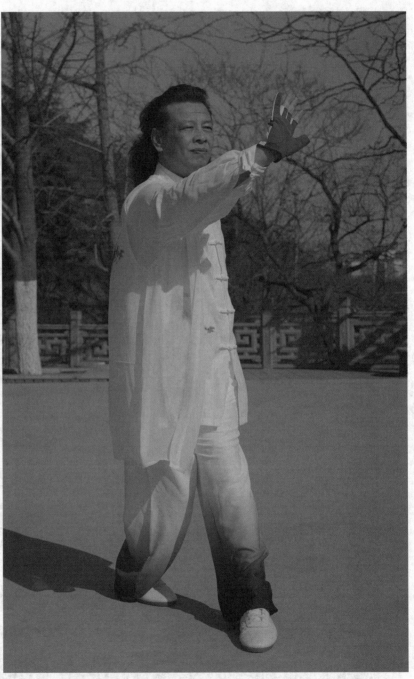

▲八卦阴阳掌 2

（4）八卦指天画地

一只手上举，另一只手下插内胯外侧指地。两腿自然屈蹲，合膝扭胯，沿圈走转，以腰为轴，上下相争。一只手冲穴指天，另一只手冲穴指地，意为天地人合。久练此掌可延缓衰老，血脉畅通，耳聪目明，牙齿完坚，四肢筋骨健壮，肌肉有力。

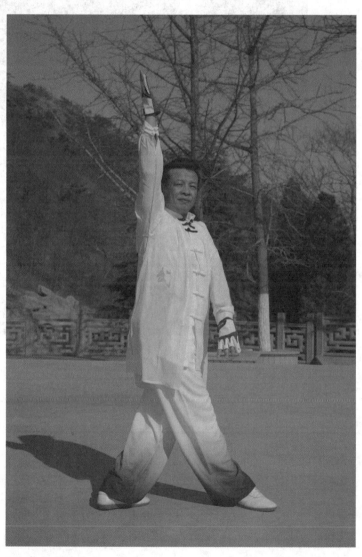

▲八卦指天画地 1

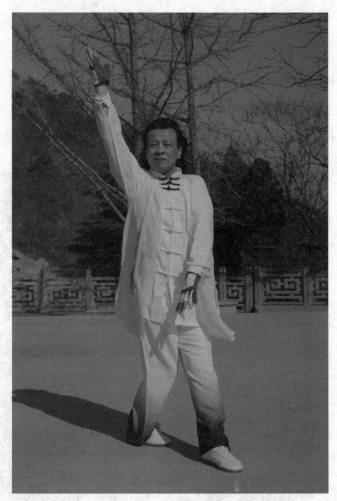

▲八卦指天画地 2

（5）八卦托枪掌

一手臂向内平展，手心向上；另一手臂向头上方平托，手心斜向上，双肩微屈，形如托枪。久练此掌气贯四肢，防治肩、背、腰、腿酸痛；调理脾胃，防治老年肺气肿，舒肝活血。利用人体细胞百日更换一次的规律，人自身机能可驱百病，延缓衰老。

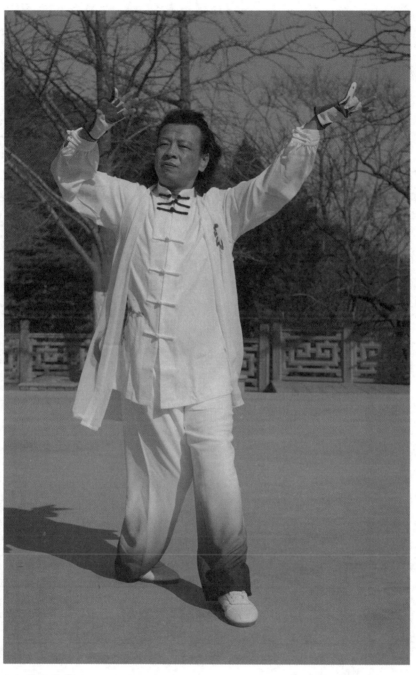

▲八卦托枪掌 1

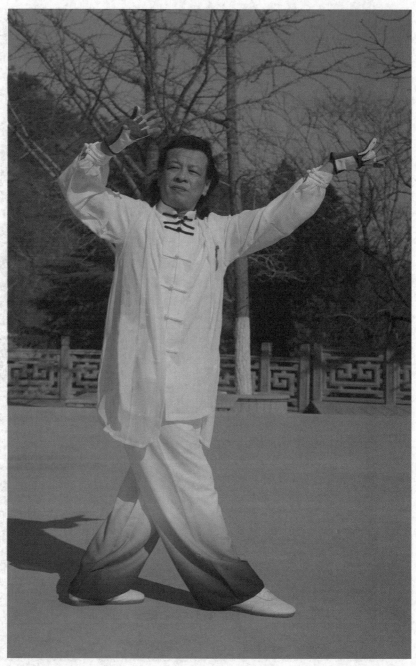

▲八卦托枪掌 2

（6）八卦勾手掌

一只手在前成勾手状，手指尖对鼻尖，手臂呈弯曲状，肘尖向下；另一只手向后成勾手状，手尖向上，肩臂微拉。久练此掌能强腰壮骨、健骨生髓，不仅伸筋拔骨，还可转身拧筋，消除脊椎紧张，对改善脑部血液循环有一定的作用。

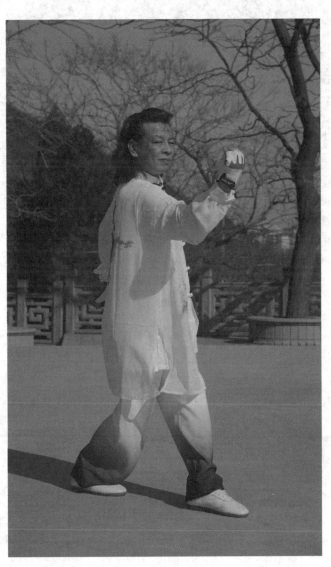

▲八卦勾手掌1

49

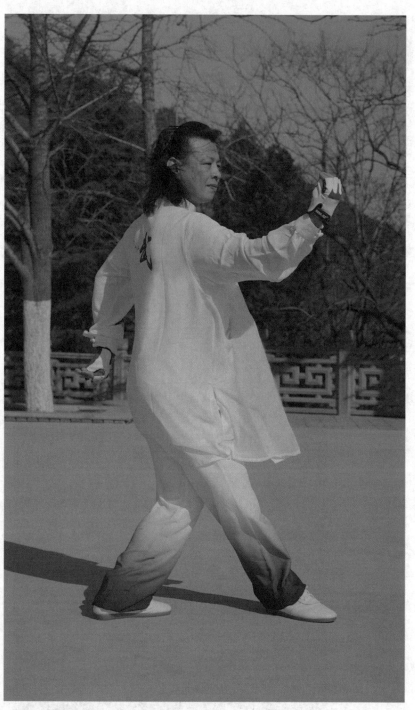

▲八卦勾手掌 2

（7）八卦双撑掌

双手置于胸前，手心向外，掌跟蓄力，两臂微屈呈弧形，松肩坠肘远不过尺，向外平推与肩平。练习此掌要内外合一，全身放松，气自命门升起，升到大椎后，向左、右两肩、两肘、两掌共注。久练此掌健身补脑，舒肝和胃。

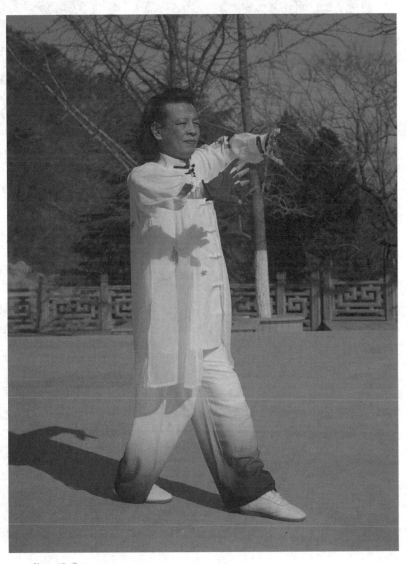

▲八卦双撑掌1

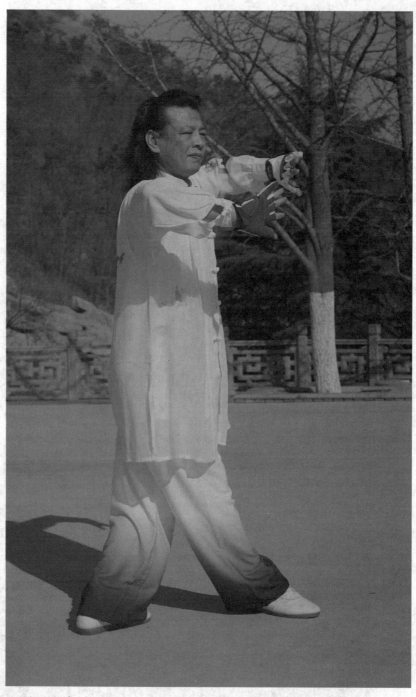

▲八卦双撑掌 2

（8）八卦揉球掌（抱球掌）

一手臂平展，另一手臂举向头前，手心向下，以腰为轴，扭胯送肩，推动两臂向前、向上、向下运动。要求内外合一、手脚协调一致，手起而钻，手落而翻，挺腰伸肩，动作灵活，气贯周身。久练此掌使人脑清腿灵，精满气足，耳聪目明，步履矫健。

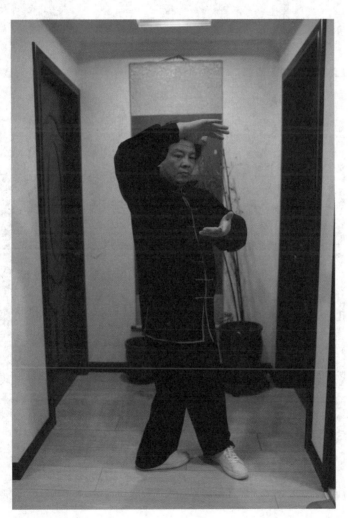

▲八卦揉球掌 1

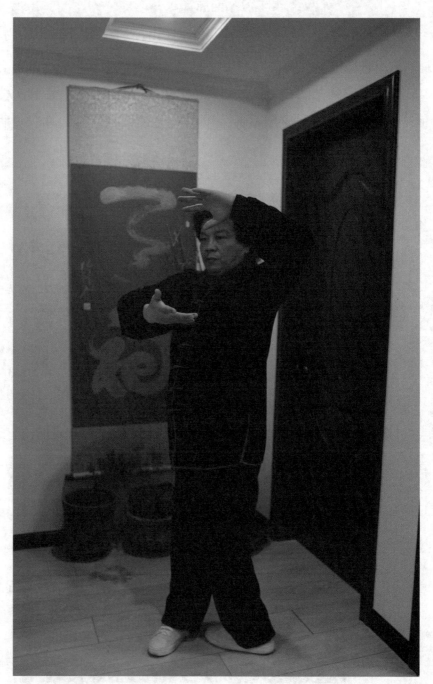

▲八卦揉球掌 2

三、自身的调节

（一）大成拳站桩

大成拳站桩具有简便易学、不占场地、不费力、不求外形变化等特点，不论男女老幼、体质强弱，只要能掌握功法要领，注重意感与精神都可练习。站桩不讲求套路和招数，无论动、静都以意为导引。

大成拳兼重养生与自卫两个方面，桩法也分为养生桩和技击桩两种。养生桩是基本功，在于变动求整、祛病健身、增强体力，为学习拳术创造条件。常见的有大成伏虎桩和大成降龙桩。其中，大成伏虎桩对少阳经（足少阳胆经和手少阳三焦经）的通畅有十分重要的作用；大成降龙桩对升阳及督脉的肾精补髓有着重要作用。

1. 桩法的特点

在运动锻炼中，人的全身各个器官、细胞均可获益，这就是桩法的特点之一。此外，由于没有招式、套路的限制，在运动锻炼时脑神经不受刺激、不紧张，能够得到休息，这也是桩法练习与一般运动的不同之处。

桩法是锻炼全身的功夫。人身是一个整体，虽然分身、手、头、足等不同部位，但不能分别而论，故不能偏重某一部分的锻炼。桩法是一种统一意念、统一动作、统一力气，全身同时得到锻炼的基本方法。

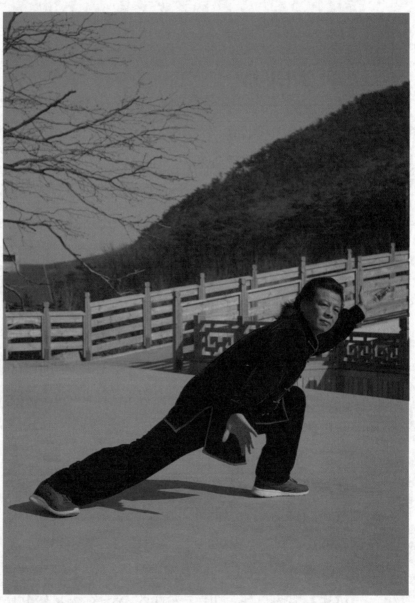

▲大成伏虎桩

　　站桩虽然仍属肌肉筋骨的锻炼，但若要身体内部发生变化，则要"以形为体，以意为用，意灌全身，以精神内敛为主"。所以，在站桩锻炼时，一切动作、意念都要从整体出发，从整体着想。这是桩法的另一特点。

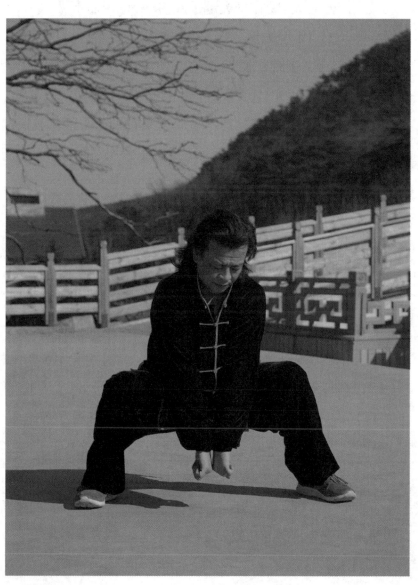

▲大成降龙桩

2. 桩法的基本要点

（1）精神集中

站桩时，要凝神定意，默对长空，目光远望，扫除万虑，使思想、意念高度集中。所谓内念不外游，外缘不内侵。要做到即便有人、物在身边走过或移动，也视而不见、听而不闻。

（2）周身放松

练习桩法时，要做到内、外放松，即四肢百骸、大小关节和内脏尽可能放松，但是要"松而不懈"。松是很重要的，对练习桩法来说，"松"要贯彻始终。整体放松以后，可以适当用意，不过用意时不要过于紧张，要用意而不用力，否则容易有不舒服的感觉。

（3）呼吸自然

呼吸不要人为地控制，气不可提，也不可故意沉，要做到匀静、自然，和平常一样。

站桩时，思想、意念集中是基本要求。初学站桩时，很难做到精神集中，有时越想摆脱杂念，反而想得越多，这样就会影响练习。如果遇到杂念纷至，一时摆脱不了，站桩者可以任凭思想驰骋，想到一定程度自然就不想了，也就能静下来了。另外，站桩者如患有某种疾病，往往越静越要思考病灶，我们要求站桩者尽量不去想，这才有利于身体的康复。大成拳独立守神桩功和大成拳陆地行舟桩功是除去杂念、增强筋骨力非常有效的桩功，无论是我们施术者练习还是病患练习都有非常好的功效。

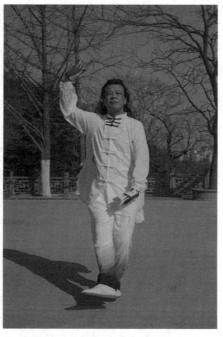

▲大成拳独立守神桩功（正面）

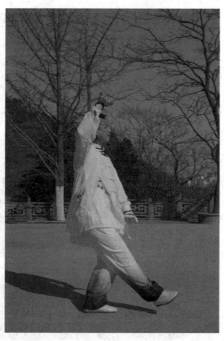

▲大成拳独立守神桩功（侧面）

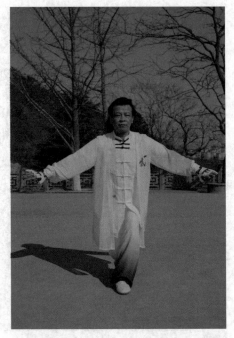

▲大成拳陆地行舟桩功（正面）

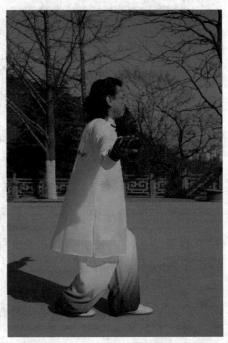

▲大成拳陆地行舟桩功（侧面）

3. 桩法的具体要求

（1）头

头要正，收颌直颈，好像有绳向上提，但要似顶非顶，面部似笑非笑。

（2）足

两足平放，意向下坐，脚趾有扒地之意，脚心虚含，膝部微屈同时上缩，不可用力，用力则不稳。

（3）胸腹

脊骨要自然竖直，松肩坠肘，臀部似坐高凳，心窝微收，小腹常圆。

（4）颈

要求颈直目正。

（5）齿

牙齿上下自然衔接，不要用力扣合。

（6）舌

舌尖微卷，似顶非顶，自然为主。

（7）口鼻

呼吸自然，口微张，露一缝隙，不要闭气，呼吸以舒适为宜。

（8）目

两目前视，稍向上方，远望眼前景物好像为轻雾所遮，隐约可见，这是精神内敛的意思。也可两眼轻轻闭合，精神内视，即"收视听内"，切忌意守眉心。

（9）耳

凝神静息，好像极远处微细的声音都能听到，这就是意拳创始人、一代宗师王芗斋所说的"敛神听微雨"，有助于精神内敛的锻炼。

4.桩法的注意事项

（1）姿势以站式为主

站桩时，首先要气静神怡，思想集中，双手下垂，自然直立，脚跟并齐，脚尖外分，约呈45度，要平稳，挺拔全身，使身体尽可能放松。然后两足左右分开，距离与肩同宽，膝稍屈，身体略向下坐。头之百会，毛发数根如线系，用意不用力。

（2）间架的选择

间架选择主要是根据手臂的长度，因人而异。因为一般站桩是双重桩，只要符合前述原则和要求，左右、插、抱、推、按都可以，只要站桩者感觉舒适就可以了。

要注意全身不要有平面，大、小关节都要六处不屈，同时两手轻轻提起，要高不过眉，低不下脐，臂半圆，腋半虚，左手不往鼻右来，右手不向鼻左去，怀抱不贴身，向外推不逾尺，双手变化在上述范围里。

（二）太极拳

《王宗岳太极拳论》为王宗岳所创，武禹襄得到后，经李亦畬抄录流传，一直以来被奉为太极拳理论圭臬。先贤王宗岳以"太极"立论，阐述传统拳术攻防之道的理、法、术功、形、意、体、用，修炼的方法、准则、规矩、规律和攻防功夫艺境升华等诸多方面的内容。其中所论述的传统拳学之宗旨适用于传统拳术各门派、各拳种，不独为太极拳门派的专著。

传统拳术攻防之道的修炼、健体、致用，动则劲、形分阴分阳；静则劲、形合而归中、归根而有蓄势之态。动和静都要做到攻防招式的劲、形无过无不及才是功夫。修炼传统拳术攻防之道要达到形拳招熟，首要的是身法功夫，习拳先要得到身法功夫的要领。

只有做到自身劲形合一，在与人较技时做到"驭静以动，动中亦静，动静互为其根；柔化刚法，以柔用刚，阴阳迭神其用"，方可得阴阳相济的真攻防功夫意境。

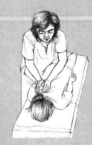

第四部分

中医付氏针推的主要内容

一、中医付氏针推对疾病的认识

中医付氏针推属于非药物理疗的复合手法，包括针灸、艾灸、按摩、导引、拔罐、刮痧等。中医付氏针推解释人得病的原因有三种：第一种是外来的；第二种是内在的；第三种是人为的。外来的包括外界的风、寒、暑、湿、燥、火等，内在的包括喜、怒、忧、思、悲、恐、惊等，人为的包括接触性的、饮食习惯及作息时间等。

中医付氏针推认为，治疗外来疾病的方法是在相应的穴位上施针，针气可以通达病灶，达到治病的功效；治疗内在疾病的方法是吃中药，通过脾胃吸收来治疗疾病；人为的疾病，不用针灸，也不用吃中药，我们有传统武术运动，只需要人即本体运动，就可以练出成果（健康），方式可以选择徒步、站桩（八极、行意、八卦、大成、太极）等。

二、中医付氏针推的穴位口诀

1. 子午流注

  肺寅大卯胃辰宫，脾巳心午小未中。

  申膀酉肾心包戌，亥焦子胆丑肝通。

2. 脏腑天干歌

  甲胆乙肝丙小肠，丁心戊胃己脾乡。

  庚属大肠辛属肺，壬属膀胱癸肾藏。

3. 手太阴肺经 寅时（3：00—5：00）[①]

  手太阴肺十一穴，中府云门天府接。

  侠白尺泽孔最列，列缺经渠太渊接，

  鱼际少商如韭叶（左右二十二穴）。

---

①经脉有自己的运行时间。人生病时，在相应的时间内会有相应的症状。在经脉相应的运行时间内治疗，效果会更好。

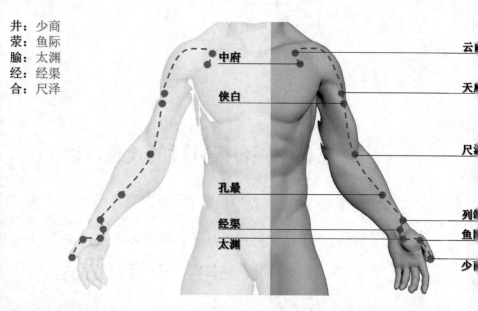

井：少商
荥：鱼际
腧：太渊
经：经渠
合：尺泽

中府
侠白
孔最
经渠
太渊

云[门]
天[府]
尺[泽]
列[缺]
鱼[际]
少[商]

▲手太阴肺经图示

4.手阳明大肠经 卯时（5：00—7：00）

手之阳明起商阳，二间三间合谷藏。

阳溪偏历温溜上，下廉上廉手三里。

曲池肘髎五里装，臂臑肩髃巨骨当。

天鼎扶突禾髎接，鼻旁五分是迎香。

井：商阳
荥：二间
腧：三间
原：合谷
经：阳溪
合：曲池

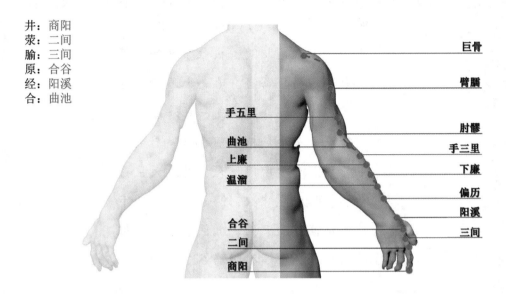

巨骨
臂臑
肘髎
手三里
下廉
偏历
阳溪
三间

手五里
曲池
上廉
温溜
合谷
二间
商阳

▲手阳明大肠经图示1

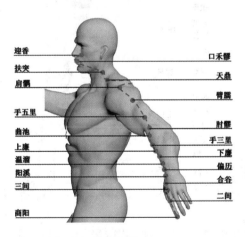

迎香
扶突
肩髃
手五里
曲池
上廉
温溜
阳溪
三间
商阳

口禾髎
天鼎
臂臑
肘髎
手三里
下廉
偏历
合谷
二间

▲手阳明大肠经图示2

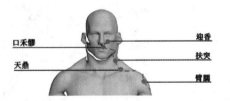

口禾髎
天鼎

迎香
扶突
臂臑

69

5. 足阳明胃经 辰时（7：00—9：00）

四十五穴足阳明，头维下关颊车停。

承泣四白巨髎经，地仓大迎对人迎。

水突气舍连缺盆，气户库房屋翳屯。

膺窗乳中延乳根，不容承满启梁门。

关门太乙滑肉门，天枢外陵大巨存。

水道归来气冲次，髀关伏兔走阴市。

梁丘犊鼻足三里，上巨虚连条口位。

下巨虚跳上丰隆，解溪冲阳陷谷中。内庭厉兑经穴终。

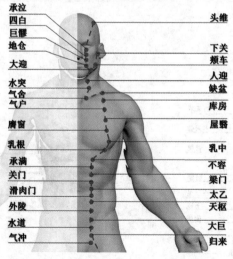
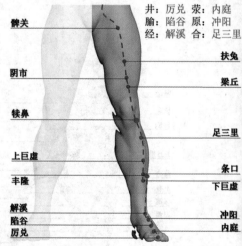

▲足阳明胃经图示1

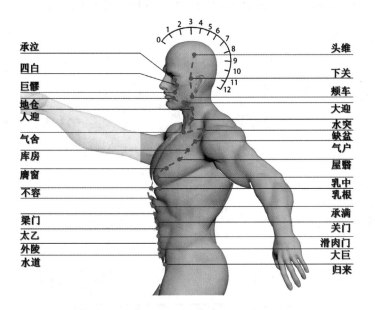

承泣　　　　　　　　　　头维
四白　　　　　　　　　　下关
巨髎　　　　　　　　　　颊车
地仓　　　　　　　　　　大迎
人迎　　　　　　　　　　水突
　　　　　　　　　　　　缺盆
气舍　　　　　　　　　　气户
库房　　　　　　　　　　屋翳
膺窗　　　　　　　　　　乳中
不容　　　　　　　　　　乳根
　　　　　　　　　　　　承满
梁门　　　　　　　　　　关门
太乙　　　　　　　　　　滑肉门
外陵　　　　　　　　　　大巨
水道　　　　　　　　　　归来

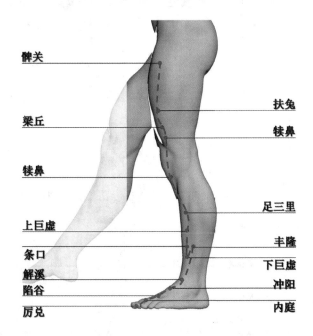

髀关　　　　　　　　　　
　　　　　　　　　　　　扶兔
梁丘　　　　　　　　　　犊鼻
　　　　　　　　　　　　
犊鼻　　　　　　　　　　
　　　　　　　　　　　　足三里
上巨虚　　　　　　　　　丰隆
条口　　　　　　　　　　下巨虚
解溪　　　　　　　　　　冲阳
陷谷　　　　　　　　　　内庭
厉兑

▲足阳明胃经图示 2

6. 足太阴脾经 巳时（9：00—11：00）

二十一穴脾中洲，隐白在足大趾头。

大都太白公孙胜，商丘三阴交可求。

漏谷地机阴陵泉，血海箕门冲门开。

府舍腹结大横排，腹哀食窦天溪在。

胸乡周荣大包来。

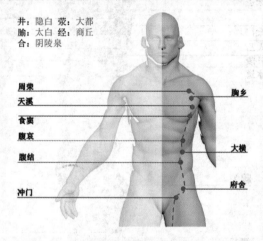

井：隐白　荥：大都
腧：太白　经：商丘
合：阴陵泉

周荣
天溪
食窦
腹哀
腹结
冲门

胸乡
大横
府舍

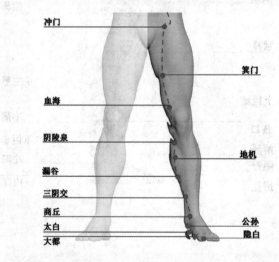

冲门

箕门

血海

阴陵泉

漏谷
三阴交
商丘
太白
大都

地机

公孙
隐白

▲足太阴脾经图示1

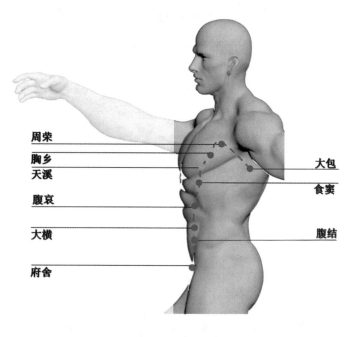

周荣
胸乡
天溪
腹哀
大横
府舍

大包
食窦
腹结

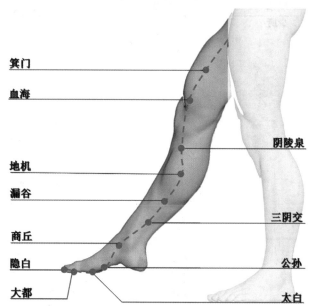

箕门
血海
地机
漏谷
商丘
隐白
大都

阴陵泉
三阴交
公孙
太白

▲足太阴脾经图示 2

7.手少阴心经 午时（11：00—13：00）

九穴午时手少阴，极泉青灵少海深。

灵道通里阴郄随，神门少府少冲寻。

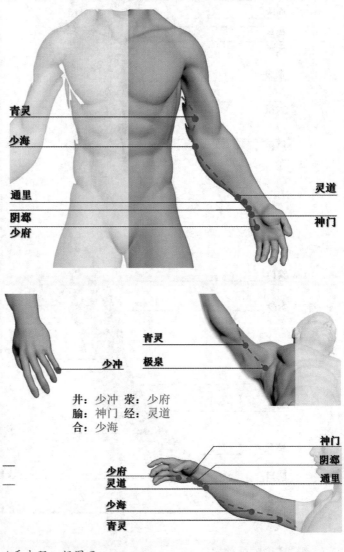

井：少冲　荥：少府

腧：神门　经：灵道

合：少海

▲手少阴心经图示

8. 手太阳小肠经 未时（13：00 — 15：00）

手太阳穴一十九，少泽前谷后溪首。

腕骨阳谷养老接，支正小海外辅肘。

肩贞臑腧接天宗，宗上秉风曲垣手。

肩外腧连肩中腧，天窗难与天容偶。

目外眦下寻颧髎，听宫耳前珠上走。

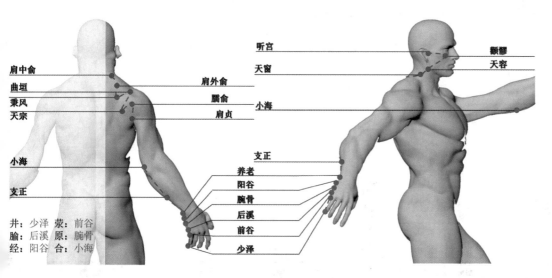

肩中俞
曲垣
秉风
天宗

肩外俞
臑俞
肩贞

小海

支正

听宫
天窗

颧髎
天容

小海

支正
养老
阳谷
腕骨
后溪
前谷
少泽

井：少泽　荥：前谷
腧：后溪　原：腕骨
经：阳谷　合：小海

▲手太阳小肠经图示

9. 足太阳膀胱经 申时（15：00 — 17：00）

六十七穴足太阳，睛明目内红肉藏。

攒竹眉冲与曲差，五处上寸半承光。

通天络却玉枕昂，天柱后际大筋外。

大杼背后第一行，风门肺腧厥阴四。

心腧督腧膈腧强，肝胆脾胃俱挨次。
三焦肾气海大肠，关元小肠到膀胱。
中膂白环仔细量，上髎次髎中辅下。
尾骨之边取会阳，附分夹脊第三行。
魄户膏肓与神堂，譩譆膈关魂门九。
阳纲意舍与胃仓，肓门志室胞肓续。
二十椎下秩边场。承扶臀横纹中央，
殷门浮郄到委阳，委中合阳承筋是，
承山飞扬接跗阳。昆仑仆参连申脉，
金门京骨束骨忙，通谷至阴小趾旁。

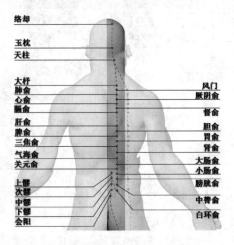

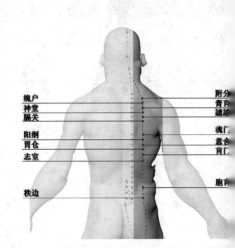

▲足太阳膀胱经图示1

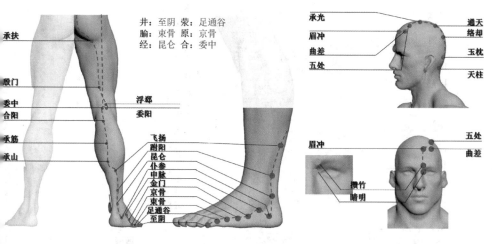

▲足太阳膀胱经图示 2

10. 足少阴肾经 酉时（17：00—19：00）

足少阴肾二十七，涌泉然谷太溪溢。

大钟水泉通照海，复溜交信筑宾续。

阴谷膝内大筋后，以上从足走到膝。

横骨大赫连气穴，四满中注肓腧脐。

商曲石关阴都密，通谷幽门寸半记。

步廊神封通灵墟，神藏彧中腧府毕。

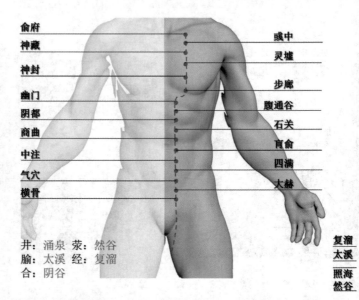

俞府	彧中
神藏	灵墟
神封	步廊
幽门	腹通谷
阴都	石关
商曲	肓俞
中注	四满
气穴	大赫
横骨	

井：涌泉　荥：然谷
腧：太溪　经：复溜
合：阴谷

复溜
太溪
照海
然谷

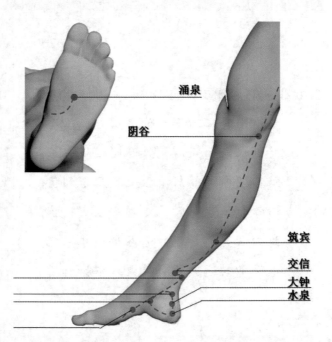

涌泉

阴谷

筑宾

交信

大钟

水泉

▲足少阴肾经图示

11. 手厥阴心包经 戌时（19：00—21：00）

心包九穴手厥阴，天池天泉曲泽深。

郄门间使内关对，大陵劳宫中冲寻。

井：中冲　荣：劳宫
腧：大陵　经：间使
合：曲泽

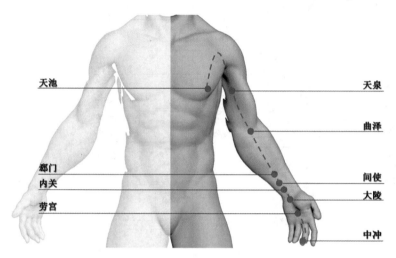

天池　　　　　　　　　　　　天泉

　　　　　　　　　　　　　　曲泽

郄门　　　　　　　　　　　　间使
内关　　　　　　　　　　　　大陵
劳宫

　　　　　　　　　　　　　　中冲

▲手厥阴心包经图示

12. 手少阳三焦经 亥时（21：00—23：00）

二十三穴手少阳，关冲液门中渚旁。

阳池外关支沟正，会宗三阳四渎藏。

天井清冷渊消泺，臑会肩髎天髎堂。

天牖翳风瘈脉清，颅息角孙丝竹空，

和髎耳门听有常。

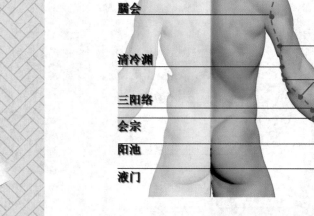

井：关冲　荥：液门　腧：中渚
原：阳池　经：支沟　合：天井

颅息　　　　　　　　　　　瘈脉
翳风　　　　　　　　　　　天牖
天髎　　　　　　　　　　　肩髎

臑会　　　　　　　　　　　消泺
　　　　　　　　　　　　　天井
清冷渊　　　　　　　　　　四渎
三阳络　　　　　　　　　　支沟
会宗　　　　　　　　　　　外关
阳池　　　　　　　　　　　中渚
液门　　　　　　　　　　　关冲

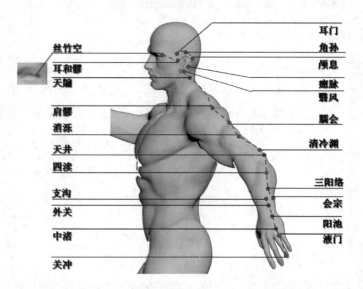

丝竹空　　　　　　　　　耳门
　　　　　　　　　　　　角孙
耳和髎　　　　　　　　　颅息
天牖　　　　　　　　　　瘈脉
　　　　　　　　　　　　翳风
肩髎　　　　　　　　　　臑会
消泺
天井　　　　　　　　　　清冷渊
四渎
支沟　　　　　　　　　　三阳络
外关　　　　　　　　　　会宗
中渚　　　　　　　　　　阳池
　　　　　　　　　　　　液门
关冲

▲手少阳三焦经图示

中医付氏针推

13. 足少阳胆经 子时（23：00—1：00）

四十四穴瞳子髎，足少阳胆行条条。

听会上关颔厌集，悬颅悬厘曲鬓翘。

率谷天冲浮白次，窍阴完骨本神邀。

阳白临泣目窗至，正营承灵脑空摇。

风池肩井渊腋部，辄筋日月京门标。

带脉五枢与维道，居髎环跳风市招。

中渎膝关阳陵泉，阳交外丘光明照。

阳辅悬钟丘墟外，足临泣地五侠溪。

第四趾端窍阴毕。

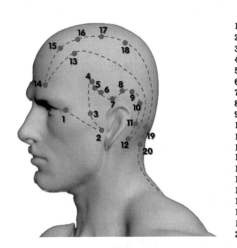

1	瞳子髎
2	听会
3	上关
4	颔厌
5	悬颅
6	悬厘
7	曲鬓
8	率谷
9	天冲
10	浮白
11	头窍阴
12	完骨
13	本神
14	阳白
15	头临泣
16	目窗
17	正营
18	承灵
19	脑空
20	风池

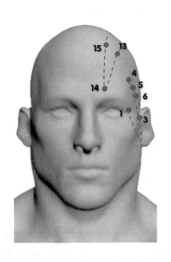

▲足少阳胆经图示1

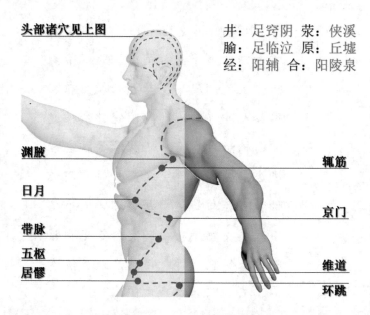

头部诸穴见上图

井：足窍阴　荥：侠溪
腧：足临泣　原：丘墟
经：阳辅　合：阳陵泉

渊腋

日月

带脉

五枢

居髎

辄筋

京门

维道

环跳

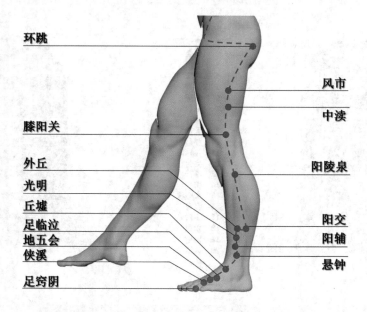

环跳

膝阳关

外丘

光明

丘墟

足临泣

地五会

侠溪

足窍阴

风市

中渎

阳陵泉

阳交

阳辅

悬钟

▲足少阳胆经图示2

中医付氏针推

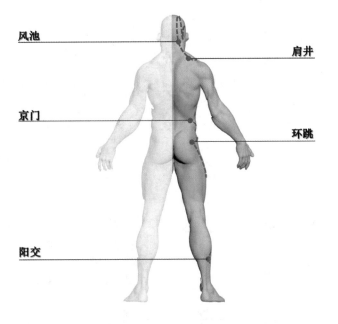

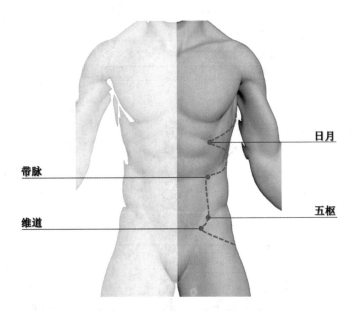

▲足少阳胆经图示 3

14. 足厥阴肝经 丑时（1：00—3：00）

一十四穴足厥阴，大敦行间太冲浸。

中封蠡沟中都近，膝关曲泉阴包邻。

五里阴廉急脉穴，章门常对期门深。

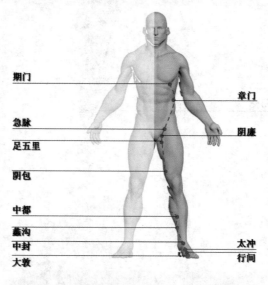

井：大敦　荥：行间
腧：太冲　经：中封
合：曲泉

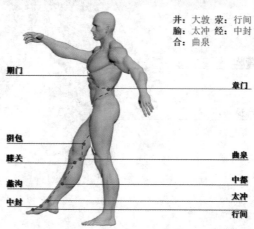

▲足厥阴肝经图示

15. 督脉

长强腰腧腰阳关，命门悬枢脊中穿。

中枢筋缩到至阳，灵台神道身柱传。

陶道大椎哑门穴，风府脑户与强间。

后顶百会入前顶，囟会上星神庭前。

素髎水沟与兑端，龈交二八督脉完。

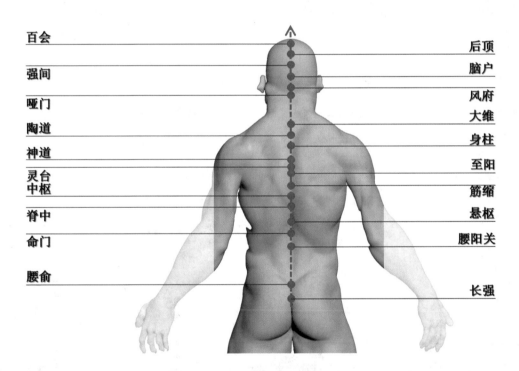

百会
强间
哑门
陶道
神道
灵台
中枢
脊中
命门
腰俞

后顶
脑户
风府
大椎
身柱
至阳
筋缩
悬枢
腰阳关
长强

▲督脉经穴图示 1

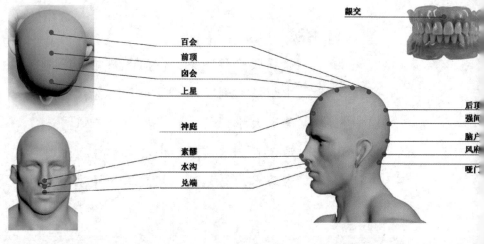

▲督脉经穴图示 2

16. 任脉

任脉二四会阴起，曲骨中极关元需。

石门气海阴交穴，肚脐正中是神阙。

水分下脘建里穴，中脘上脘与巨阙。

鸠尾中庭与膻中，玉堂紫宫华盖列。

璇玑天突入廉泉，承浆唇下凹陷结。

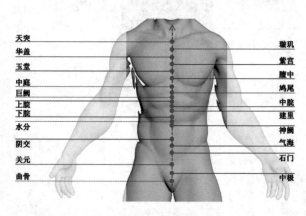

▲任脉经穴图示

17.骨度分寸歌

用针取穴必中的，全身骨度君宜悉，
前后发际一尺二，定骨之间九寸别；
天突下九到胸岐，岐至脐中八寸厘，
脐至横骨五等分，两乳之间八寸宜；
脊柱腧穴椎间取，腰背诸穴依此列，
横度悉依同身寸，胛边背中三寸别；
腋肘横纹九寸设，肘腕之间尺二折，
横辅上廉一尺八，内辅内踝尺三说；
髀下尺九到膝中，膝至外踝十六从，
外踝尖至足底下，骨度折作三寸通。

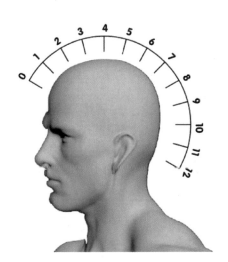
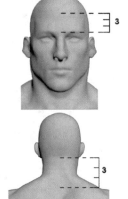
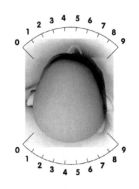

▲骨度分寸图例 1

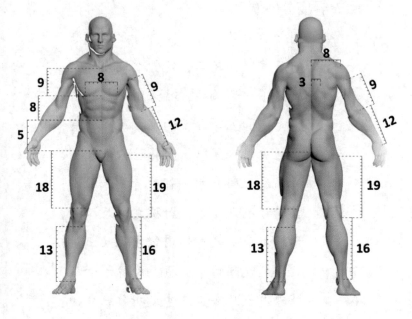

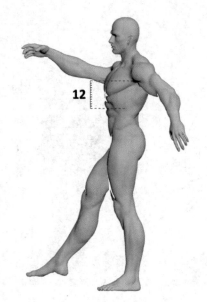

▲骨度分寸图例 2

18. 井荣腧原经合穴歌

少商鱼际与太渊，经渠尺泽肺相连，
商阳二三间合谷，阳溪曲池大肠牵。
隐白大都太白脾，商丘阴陵泉要知，
厉兑内庭陷谷胃，冲阳解溪三里随。
少冲少府属于心，神门灵道少海寻，
少泽前谷后溪腕，阳谷小海小肠经。
涌泉然谷与太溪，复溜阴谷肾所宜，
至阴通谷束京骨，昆仑委中膀胱知。
中冲劳宫心包络，大陵间使传曲泽，
关冲液门中渚焦，阳池支沟天井索。
大敦行间太冲看，中封曲泉属于肝，
窍阴侠溪临泣胆，丘墟阳辅阳陵泉。

19. 十五络穴歌

列缺偏历肺大肠，通里支正心小乡，
心包内关三焦外，公孙丰隆脾胃详。
胆络光明肝蠡沟，大钟肾络膀飞扬，
脾有大络名大包，任络尾翳督长强。

20. 八会穴歌

血会隔腧气膻中，脉会太渊筋阳陵，
骨会大杼髓绝骨，脏会章门中脘腑。

21. 十二募穴歌

肺募中府心巨阙，肝募期门脾章门，

肾募京门胃中脘，胆募日月焦石门。

小肠关元大天枢，膀胱中极膻中心，

原为"膻中络"，此"心"为心包。

22. 下合穴歌

大肠下合上巨虚，小肠下合下巨虚，

三焦委阳胆阳陵，膀胱委中胃三里。

23. 十六郄穴歌

肺郄孔最大温溜，脾郄地机胃梁丘，

心郄阴郄小养老，胆郄外丘肝中都。

心包郄门焦会宗，膀胱金门肾水泉，

阳维阳交阴筑宾，阳跷跗阳阴交信。

24. 八脉交会八穴歌

公孙冲脉胃心胸，内关阴维下总同，

临泣胆经连带脉，阳维锐眦外关逢。

后溪督脉内眦颈，申脉阳跷络亦通，

列缺任脉行肺系，阴跷照海隔喉咙。

25. 原穴穴名

　　肺经太渊，心经神门，心包经大陵，

　大肠经合谷，小肠经腕骨，三焦经阳池，

　　脾经太白，肾经太溪，肝经太冲，

　　胃经冲阳，膀胱经京骨，胆经丘墟。

三、中医付氏针推常用的肌肉和关节

中医付氏针推在治疗疾病的过程中，经常会接触到肌肉和关节。调节肢体运动相关联的肌肉对一般筋骨病（运动疼痛、运动受限）有治疗作用。以下所描述的肌肉是中医付氏针推在治疗过程中的常用肌肉，并非解剖学中定义的全部肌肉。

（一）脊柱

颈椎（C）①七节：第一节称为寰椎，第二节称为枢椎，枕骨与寰椎之间称为寰枕关节。第一节和第二节之间称为寰枢关节。第二节和第三节之间称为颈二、颈三，依此类推。

常用到的还有胸椎（T）十二节，腰椎（L）五节，骶椎、尾椎（S）各一节。

部分主要相关肌肉：

胸锁乳突肌：从胸锁关节到颞骨乳突。一侧收缩使头

---

①字母 C、T、L、S 在现代医学中分别代表颈椎、胸椎、腰椎和骶尾椎。例如，胸椎第七节可缩写为 T7。

部向一侧倾斜，脸转向对侧。两侧同时收缩可使头向后仰。

枕外隆突筋膜和以枕外隆突筋膜为附着点的肌肉包括：项韧带、斜方肌和深层的头长肌、斜角肌等。

脊柱华佗夹脊穴、深层多裂肌、回旋肌。

（二）肩胛骨

上提：肩胛提肌、斜方肌、菱形肌

下压：胸小肌、前锯肌、斜方肌

向前：胸小肌、前锯肌

向后：斜方肌、菱形肌

上回旋：斜方肌、前锯肌

下回旋：肩胛提肌、胸小肌、菱形肌

（三）肩关节

屈：胸大肌、喙肱肌

伸：背阔肌、大圆肌

外展：三角肌、冈上肌

内收：胸大肌、背阔肌

内旋：肩胛下肌、大圆肌、胸大肌、背阔肌

外旋：冈下肌、小圆肌

（四）肘关节

前屈：肱肌、肱二头肌

后伸：肱三头肌、肘肌

（五）腕关节

屈：桡侧腕屈肌、尺侧腕屈肌

伸：所有腕伸肌

外展：桡侧腕伸 / 屈肌

内收：尺侧腕伸 / 屈肌

环绕：综合所有动作

（六）髋关节

屈：髂腰肌、股直肌、缝匠肌

后伸：腘绳肌、臀大肌

外展：臀中肌、臀小肌、阔筋膜张肌

内旋：臀中肌、臀小肌

外旋：闭孔内肌、孖肌、梨状肌

内收：内收肌群

（七）膝关节

屈：腘绳肌、股薄肌、缝匠肌、腓肠肌

伸直：股四头肌

内旋：半腱肌、半膜肌

外旋：股二头肌

（八）踝关节

跖屈：腓肠肌、比目鱼肌、胫骨后肌、趾长屈肌、长屈肌

背伸：胫骨前肌、趾长伸肌、长伸肌、第三腓骨肌

脊柱的矫正对脏腑调理有至关重要的作用，中医付氏针推在调理很多脏腑疾病时大都先正脊。对各大关节的调理可以使运动机能更加强健。

四、中医付氏针推的手法技艺

中医付氏针推是一种复合型治疗疾病的手法技艺，综合运用多种治疗方法达到祛病保健的功效，主要使用的方法有推拿按摩和针灸。

（一）推拿按摩

运用手（指、掌、掌根、大鱼际、小鱼际）、前臂肘、足的技巧，在人体皮肤表面、肌肉组织上连续动作来治病，这种方法，叫作推拿按摩疗法。

1. 推拿按摩的种类

推拿按摩一般分为两种：一种是主动推拿按摩，又叫自我推拿按摩，是推拿按摩自己的一种保健方法；另一种是被动推拿按摩，是由医生为患者治疗的方法，也就是推拿按摩疗法。

2. 推拿按摩疗法的基本手法

推拿按摩疗法根据病患不同，使用的方法也不一样，归纳起来，常用的手法有按法、摩法、推法、拿法、揉法、捏法、颤法、打法、滚法、拨法和点法。这些手法不是单纯孤立地使用，常常是几种手法相互配合进行。

（1）按法

利用指尖或指掌，在患者身体的适当部位，有节奏地一起一落按下的按摩手法叫作按法。通常使用的有单手按法和双手按法。临床上，在两肋下或腹部，通常使用单手按法或双手按法。在背部或肌肉丰厚的地方，可以使用单手加压按法。也就是左手在下，右手轻轻用力压在左手指背上的一种方法；也可以右手在下，左手压在右手指背上。

（2）摩法

摩，就是抚摩的意思。用手指或手掌在患者身体的适当部位，给予轻柔地抚摩的按摩手法，叫作摩法。摩法多配合按法和推法，有常用于上肢和肩端的单手摩法和常用于胸部的双手摩法。

（3）推法

向前用力推动的按摩手法叫作推法。临床常用的有单手推法和双手推法两种推摩方法。推与摩常配合使用，推中有摩。在两臂、两腿肌肉丰厚处，多用推摩手法。

手指是否可以推摩呢？是可以的。不过手指面积太小，操作时，多用左手握住患者腕部，用右手拇指和食指对患者一个手指进行推摩，或者只用右手拇指在患者手指上推摩。中医流传下来的小儿推拿方法，实际上就是推摩法。推摩的手法是多样的。把两手集中在一起，使拇指对拇指，食指对食指，两只手一起往前推动，叫作双手集中推摩法，这种方法，是推摩法中效果较好的一种手法。

（4）拿法

用手将适当部位的皮肤稍用力拿起来的按摩手法，叫作拿法。临床常用的有在腿部或肌肉丰厚处的单手拿法。如果患者因情绪紧张、恼怒等，突然出现气闷、胸中堵塞、昏厥的情况，可在锁骨上方肩背相连的地方，用单手拿法，将肌肉抓起来放下，再抓起、放下。以每秒拿两下的速度，连拿二十次，稍作休息，再连拿二十次，则胸中通畅，气息自渐调和了。

（5）揉法

用手贴着患者皮肤，做轻微的旋转活动的揉拿方法，叫作揉法。揉法分单手揉和双手揉。像太阳穴等面积小的部位，可用手指揉法；对背部等面积较大的部位，可用手掌揉法。揉法还有单手加压揉法，比如揉小腿，可用左手按在患者腿肚处，右手加压在左手手背上，进行单手加压揉法。肌肉丰厚处可使用双手揉法。揉法具有活瘀消积、调和血行的作用，用于局部痛点十分合适。

（6）捏法

在适当的部位，利用手指把皮肤和肌肉从骨面上捏起来的按摩手法，叫作捏法。捏法和拿法，有某些相似之处，区别在于拿法要用手的全力，捏法则着重在手指上。拿法用力重些，捏法用力轻些。捏法是按摩中常用的基本手法之一，它常常与揉法配合进行。捏法，通过指尖的挤压作用，轻微挤压肌肉，使皮肤、肌腱活动能力加强，能改善血液循环。浅浅捏来，可祛风寒、化瘀血；深深捏来，可以治疗肌腱和关节囊内部及周围因风、寒、湿引起的肌肉和关节的疼痛。

（7）颤法

颤法是一种震颤性抖动的按摩手法。动作以迅速而短促、均匀为合适。要求每秒钟颤动 10 次左右为宜，也就是一分钟达到 600 次左右为宜。颤法与"动"分不开，所以又叫作颤动手法。将大拇指垂直地点在患者痛点，全腕用力颤动，带动拇指产生震颤性抖动的手法，叫作单指颤动法。用拇指与食指，或食指与中指，放在患者疼痛处或眉头等处，利用腕力进行颤动的手法，叫作双指颤动法。

（8）打法

打法又叫叩击法。临床上多在按摩后配合进行。当然，必要时也可单独使用打法。打法手劲要轻重有准，柔软而灵活。手法合适，能给患者以轻松感，否则就是不得法。打法主要用的是双手。常用手法有侧掌切击法、平掌拍击法、横拳叩击法和竖拳叩击法等。

侧掌切击法：两手掌侧立，大拇指朝上，指与指间分开一厘米距离，手掌落下时，手指合拢，抬手时又略有分开，一起一落，两手交替进行。

平掌拍击法：两手掌平放在肌肉上，一先一后有节奏地拍打。

横拳叩击法：两手握拳，手背朝上，拇指与拇指相对，握拳时要放松，手指与手掌间略留空隙。两拳交替横叩。此法常用于肌肉丰厚处，如腰腿部及肩部。

竖拳叩击法：两手握拳，取竖立姿势，大拇指在上，小拇指在下，两拳相对。握拳同样要放松，手指与手掌间留出空隙。本法常用于背腰部。

以上四种打法，主要用于肌肉较丰厚的部位，如项、肩、背、腰、大腿、小腿等处。叩打的力量，应该先轻后重，再由重而轻。当然，这里所谓的"重"，也不是用极重的力量，而是相对地稍稍加劲的意思。总之，使患者有舒服感即为合适。打法的速度，一般是先慢后快，慢时每秒两下，快时逐渐增加到每秒六至八下。

无论使用哪种打法，开头第一下都不能使大劲，应当软中有硬，刚柔相济，而后逐渐转强。两手掌落下时，既要有力，又要有弹性，使患者感觉舒服。叩打时间一般为 1～3 分钟。个别情况可根据病情延长或缩短时间。这种手法，可在按摩后配合进行，也可同按摩手法交替进行。

（9）滚法

掌指自然微屈，以小指掌指关节背侧作为基本吸定点着力于治疗部位上，以肘关节的主动屈伸，带动腕关节屈伸与前臂旋转的复合运动，使掌背尺侧部在治疗部位做有节律的来回滚动。

运用滚法时，肩部放松，上臂不要紧贴胸壁。肘关节的夹角约为 140 度，肘部与胸壁相距 1～2 拳，肘部相对固定，不要大幅度前后移动，也不要有明显的肩外展内收动作。

在来回滚动的过程中，小指掌指关节背侧都应吸定于治疗部位，既可以用小鱼际也可以用前臂，动作要领相同。

（10）拨法

拨法，用大拇指的桡侧面或者肘尖，深触于肌腹，使病人有酸胀感，以能忍受为度。

拨动的方向与肌纤维的走向成垂直，即纵行纤维做横向拨动，横行纤维做纵向拨动。

拨动频率可快可慢，但速度要均匀，用力要由轻到重，再由重到轻，刚中有柔。

（11）点法

常见的点法分为指点法和肘尖点法等。

指点法：用拇指指端、食指指端，或食指加中指指端（二指禅），着力于治疗部位，持续地进行点压。

肘尖点法：屈肘，以肘尖着力于治疗部位，压而点之或点而循之的方法。此法主要用于肌肉丰厚的穴位或体形肥胖的患者，是循经治疗的方法之一。

以上是部分按摩手法，中医付氏针推的手法有些是复式手法或复合型手法。复式手法，比如点脏腑时，患者仰卧，施术者立于患者右侧，左手中指点天突、拇指点膻中，右手拇指向内按压右梁门、中指点压左石关。复合型手法，比如背部华佗夹脊穴经常用到压拨法，膀胱经经常用到拿揉法，头部胆经经常用到按揉法。

3. 按摩疗法的作用

按摩的好处很多，操作简便，经济实用。如有些病人按摩后精神振奋，按摩能够起到兴奋的作用；相反，按摩也可使患者安静下来，起到镇静的作用。

由于按摩有利于循环系统和新陈代谢，对一般慢性病或身体过度虚弱的患者，是比较安全可靠的。对不便吃药的孩子，按摩可增强小儿体质，起到预防保健的作用。对某些复杂疾病，可配合针灸、药物治疗。但是，对于一些急性的或伴有高烧的传染病,或脏器有病变,如伤寒、肺炎、肺结核等,按摩只能起缓解作用,患者应及时就医。

患有肿瘤、急性化脓性阑尾炎、肠穿孔、胆道蛔虫引起的胆囊炎等者,应速转医院急诊,不可延误病情。对闭经两个月左右,突然发生下腹部剧烈疼痛的已婚妇女,也应急速送往医院抢救,不要耽误。

(二)针灸

针灸是针法和灸法的总称。针法是指在中医理论的指导下把针具按照一定的角度刺入患者体内,运用捻转与提插等针刺手法对人体特定部位进行刺激,从而达到治疗疾病的目的。灸法是以预制的灸炷或灸叶在体表一定的穴位上烧灼、熏熨,利用热的刺激来预防和治疗疾病。临床上,以艾草最为常用,故而也称为艾灸。

1. 针法

人身体疼痛一般采用先做全身推拿,调理经络,通畅气血,再针对不同病症施针治疗。中医付氏针推的进针手法主要有龙眼进针手法和凤眼进针手法。运用针法时,拇指、食指呈圆形,指腹夹住针柄,拇指、食指关节同时伸展,指腹用力将针刺入穴道,针尖到达所需深度后,拇指、食指快速分开,用针的弹抖行气,以达到更快的引气效果。

针法主要治疗头痛,肩背、颈椎疼痛、腹部疼痛、两肋疼痛和腰部疼痛等。

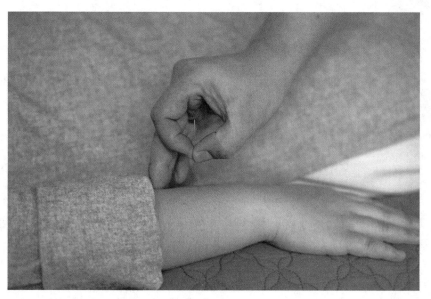

▲龙眼进针手法

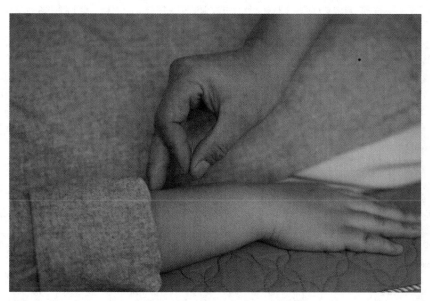

▲凤眼进针手法

（1）头痛

头痛分为正顶痛、少阳痛、前额痛和后脑海痛。

正顶痛，一般施针的穴位选用百会穴、涌泉穴、绝骨穴（悬钟穴）。

前额痛，一般施针的穴位选用中脘穴，或加上足三里。

少阳痛，一般选用施针的穴位是外关、足临泣、太阳透率谷。如果是单侧的少阳痛，那么选择的是对侧的太阳透率谷，后脑海痛，一般选择的是后溪申脉，然后京骨透涌泉。

（2）肩背、颈椎疼痛

人的肩背、颈椎不舒服，要采用推拿肘压法，首先把肩背梳理开，然后是全身调理，最重要的是推腿部的膀胱经，由承扶开始，过委中一直推到足跟，这时选择针灸的穴位一般是风池、风府、大椎、肩井、天宗、肝腧、肾腧、志室、委中、殷门、承山。

肩周炎或者肩背疼痛，首选全身推拿，推拿以后做胸椎的正骨和颈六、颈七正骨，然后调理肌肉，以大圆肌、小圆肌、冈上肌为主，即手少阳三焦经、手太阳小肠经和足太阳膀胱经。其次，前边调理胸大肌、肩头三角肌，一直到臂臑，施针的穴位可以用肩髃透肩髎，曲池、条口透承山。针灸肩外腧，肩中腧，肩井包括肩贞，都属于近取穴。

背部的疼痛，如果是背痛彻胸，那么很可能是心脏出现了一定的问题。一般会选用针灸的方式，也就是心九针。心九针是指患者在仰卧位时，施针的穴位是公孙、内关、关元、巨阙天突，女性为右少府、左厉兑，男性为左少府、右厉兑。背部一般选择心腧和中枢,中枢在督脉上的第十胸椎下方。

（3）腹部疼痛

腹部疼痛,一般是胃或者两胁的肝、胆造成的。如果是胃痛,一般施针的穴位可选择公孙、内关、足三里、梁丘、章门、中脘。如果胃还有一些反酸,可选择上脘、天突、列缺、照海。

颈部前面疼痛,比如梅核气或者咽炎,一般选用针法治疗,施针的穴位是双侧的列缺、照海,然后是天突。这种针法可以治疗咽喉炎,还包括一些咽喉部有痰的症状。如果痰比较多,会选择胃经的丰隆穴,用极强的泻法。

腹部的疼痛也会使用艾灸、隔姜灸或者隔盐灸,灸肚脐效果会比较好。如果是胃疼,后边还需要刺胃腧穴和脾腧穴。如果遇到不能确定的一些病痛,那么还是按照经络走。这个时候,选择施针的穴位是公孙、内关、中脘、足三里、梁丘、三阴交,近取穴同侧的归来和水道。

（4）两胁疼痛

两胁疼痛,需要确定是不是肋间神经炎或者肋间神经痛,如果肝胆经过检查没有问题,需要正的是胸椎的第九椎和第十椎。过程:首先,按摩调理,然后正第九椎、第十椎,沿着患者疼痛方向,将手臂向上扬起,进行肋骨的归位。其次,选择针灸的穴位是对侧的外关、足临泣、阳陵泉;近取穴为期门、章门、日月。

（5）腰部疼痛

腰部疼痛有很多种理解方法,但是中医有"腰为肾之府"

的说法，一般以补肾为主，多用的是艾灸，穴位为肾腧、环跳、阴谷、委中以及涌泉，然后进行肌肉调理。这里需要注意一个问题，就是不可以进行重度按摩，因为腰部的小关节如果有紊乱的话，重度按摩极容易造成腰间盘内部的水肿，所以按摩要轻。针灸时，一般选择肾腧、志室、京门、膀胱腧、大肠腧、委中、委阳、合阳、阴谷、承山、承筋、飞扬。

（6）其他疼痛

手臂常见的病痛有"网球肘"（西医称为"肱骨外上髁炎"）和"主妇手"（手腕转动会疼痛）。中医付氏针推治疗网球肘，一般是先理筋，把大肠经、三焦经和小肠经这三条阳经的经络、经筋理顺，从肩到手把肌肉松开，之后进行肘部的正骨，选择臂臑、膝关、阳陵泉和曲池进行针灸；"主妇手"的治疗一般很简单，可直接腕关节正骨，然后选穴选同侧，直接针养老透间使。

对血糖较高的患者（中医称消渴）常用的方法：全身推拿、正骨、理筋，让经络更通畅，然后施针，降糖方组：公孙、内关、关元、中脘、水道、水分、天舒、滑肉门、肓腧、梁门、章门、三阴交、地机、血海、太溪、天突、廉泉、间使、液门、阳陵泉，第五椎以及旁开1.5寸，第七椎、第八椎以及旁开1.5和3寸，第十椎，肾腧、京门、委中、承山、肩井（除任督脉均双侧取穴）。

坐骨神经痛以松解腰部肌肉为主，即松解腰方肌、腰直肌、腰大肌和臀中肌（包括髂胫束）。松解以后针灸，一般选择后溪、申脉、肾腧、带脉、悬钟、承山、飞扬、昆仑透太溪、京骨透涌泉和足临泣。

膝关节疼痛，一般需要把腰胯以下部位的肌肉（肾经、膀胱经、胆经）全部松解，再松解腹股沟内侧：从股骨小转子到膝关、阴谷，前侧的脾经和胃经。一般内侧副韧带，外侧副韧带，包括整个髌骨周围。然后，我们针内膝眼、外膝眼、鹤顶，阳陵泉透阴陵泉、曲池。

踝关节扭伤一般正骨，然后针对侧大陵穴，患侧商丘透丘墟，双侧阳陵泉。

2. 灸法

灸法一般包括隔姜灸、隔盐灸、隔蒜灸、米粒灸等方法。

（1）隔姜灸

隔姜灸较为常见，将新鲜的生姜切成硬币大小的片，用牙签戳几个洞；拿艾草一撮放在手掌心用力搓成条状，取一小段（一个单位为壮），将一壮艾草放在生姜上；用火点燃，病人会感觉温热。生姜干了就换一片。

（2）隔盐灸

隔盐灸常用于肚脐（神阙穴），选用海盐或青盐（盐巴），炒热后使用，让热量逐渐变温，将温热的盐放在肚脐上，将艾草放在盐上燃烧进行灸，一般治疗利症。

利症一般分为寒利和热利。寒利常表现为肠胃不消化，吃什么排什么；热利常表现为排便很臭。

（3）隔蒜灸

隔蒜灸常用于肺（如有咳嗽等症状）。采用一整颗（独头蒜最好）大蒜，切成片使用。色白、辛辣入肺，放在舌头上灸，舌为心表，舌往前顶，心力量就加强，心肺最近，用急治法。

（4）米粒灸

米粒灸常用于治疗鼻窦炎、鸡眼等。将艾绒揉成米粒大小，用凡士林固定于穴位处用香点燃进行灸。

五、手法技艺的选用及禁忌

中医付氏针推治疗的范围包括现代医学中的内科、外科、骨科、妇科、五官科、牙科、眼科、耳鼻喉科等，不但博大而且精深，所谓精深，就是它对病情发展的不同阶段都能起到一定的治疗作用。

（一）中医付氏针推施用总原则

禁忌证：骨结核、骨癌、大面积皮肤发炎、溃烂及醉酒。

不介入治疗：严重精神病、婴幼儿病、传染病、皮肤病、出血性外伤、急暴病的危重病人。

（二）其他原则

1.针灸施用原则

（1）不介入原则

以下情况不使用针灸：

①病人气血大虚（没有元气）；

②刚行完房事；

③激烈运动大汗；

④酒后大醉。

（2）施针原则

病进——病沿着四肢的末梢向躯干、心脏走；

病退——病从心脏、躯干走向四肢的末梢。

2. 推拿按摩原则

（1）适应症

扭伤、关节脱位、腰肌劳损、肌肉萎缩、偏头痛、前头后头痛、三叉神经痛、肋间神经痛、坐骨神经痛、腰背神经痛、四肢关节痛 [包括肩、肘、腕、膝、踝、指（趾）关节疼痛]。颜面神经麻痹、颜面肌肉痉挛、腓肠肌痉挛。因风、湿引起的疼痛，如肩、背、腰、膝等部位的肌肉疼痛。急性或慢性风湿性关节炎、关节滑囊肿痛和关节强直等症。

其他病症，如神经性呕吐、消化不良、习惯性便秘、胃下垂、慢性胃炎、失眠、遗精，以及妇女痛经与神经官能征等，都可考虑使用或配合使用按摩手法。

（2）禁忌证

各种急性传染病，急性骨髓炎、结核性关节炎、传染性皮肤病、皮肤湿疹、水火烫伤、皮肤溃疡、肿瘤，以及各种疮疡等症。此外，妇女经期，怀孕五个月以上的孕妇，急性腹膜炎、急性阑尾炎患者。某些久病过分虚弱的、患有严重心血管病的或高龄体弱的患者，都是禁忌按摩的。

（3）注意事项

按摩时间，每次以 20~30 分钟为宜，按摩次数以单次、三次、七次、十次、十三次为一个疗程。

患者在大怒、大喜、大恐、大悲等情绪激动的情况下，不要立即按摩。

饱食之后，不要急于按摩，一般应在饭后两小时左右为宜。

按摩时，有些患者容易入睡，应取毛巾盖好，以防着凉，注意室温。

按摩前要修整指甲、热水洗手。提前摘掉指环等有碍操作的物品。

医生态度和蔼，严肃细心，耐心地向患者解释病情，争取患者合作。

患者与医生的位置要安排合适，特别是患者坐卧等姿势，要舒适且便于操作。

按摩手法要轻重合适，随时观察患者的表情，使患者有舒服感。

中医付氏针推

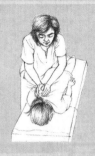

第五部分

中医付氏针推的应用

一、诊断方法

中医付氏针推，本身是一种溯源思路的医疗方法，遵循的是治本清源，基本上是清其源、顺其流。

（一）查病

医者运用四诊来辨症，即望、闻、问、切（触），综合观察病人的精气神。医者用眼睛观察病人面色、身形、姿势等；用耳朵听病人的说话声音是否洪亮，语句是否流畅，思维是否清晰；用鼻子分辨病人的体味是否正常；问病人的疼痛点、生活习惯；用手触摸病人的体表、筋骨；感知病人的病症，选择适合的治疗手段。

（二）确诊

首先通过医者的手感，辨别出患者都有什么病，病的程度、时间的长短、将来发展情况。再给病人讲解病情、病因及治疗方案等，病人同意配合，方可进行治疗。

（三）治疗

病情明白，根源清楚，可以进行手法治疗，要考虑几种手法的应用顺序。

中医付氏针推在治疗上以经络穴位为主。在治疗程序上，按医生查出的病灶（或者医院诊断书）进行治疗。中医付氏针推以疗效为准，通过调、通、补、泻，达到平衡阴阳的目的，以最快速度解决患者的痛苦。

患者先就俯卧位。检查脊柱，点、压、拨华佗夹脊穴。揉、滚、推膀胱经一二线。正脊，一般分为颈椎正脊、胸椎正脊和腰椎正脊。点、揉、拿、推膀胱经（腿部）。

患者仰卧位。点、拨腹部诸穴。推胃经、胆经。针对性取穴下针。

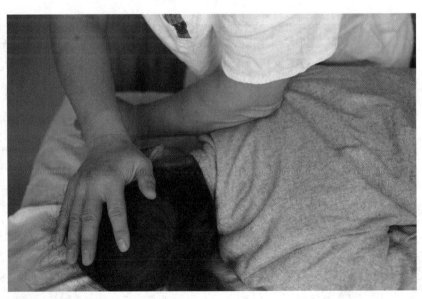

▲正脊（颈椎）1

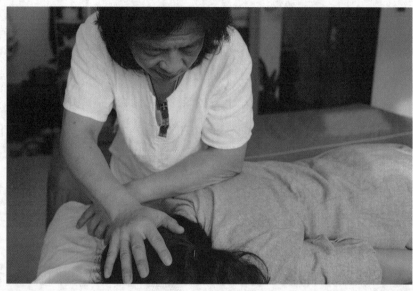

▲正脊（颈椎）2

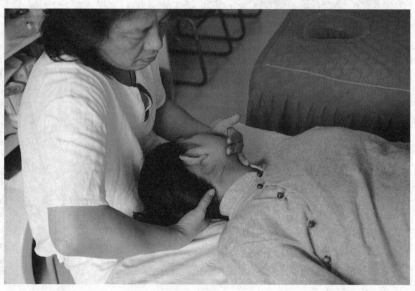

▲正脊（颈椎）3

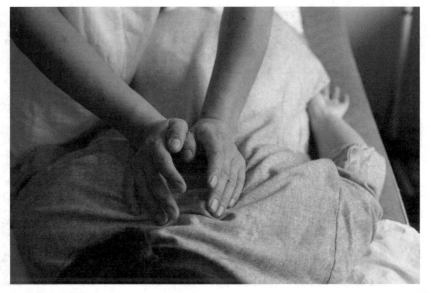

▲正脊（胸椎）

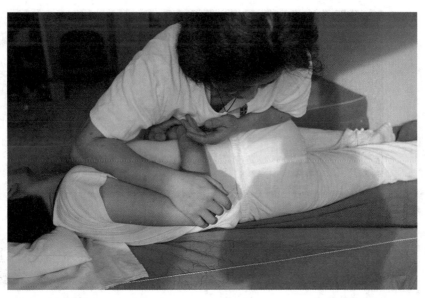

▲正脊（腰椎）

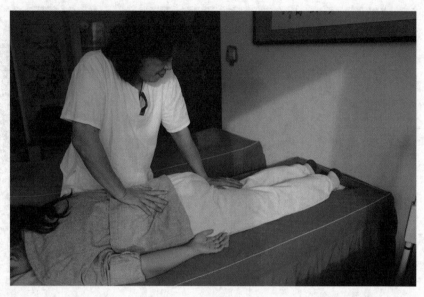

▲推膀胱经 1

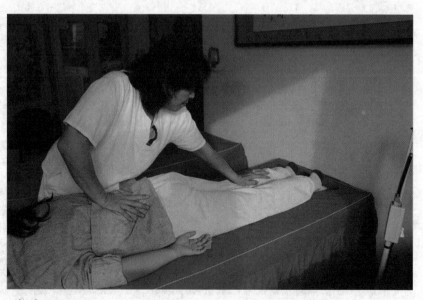

▲推膀胱经 2

二、辅助用具

中医付氏针推由医者来诊断，依靠医者的手法配合运用针、罐、刮痧板、艾条进行治疗。

针：以前多为金银，现多用钢针。

罐：以前用竹罐，现多用气罐或玻璃罐。

刮痧板：以前用砭石、玉石或青铜，现多用砭石、铜制、玉石、牛角等多种材质。

艾条：以前用艾绒隔姜灸和隔蒜灸，现多用艾条。

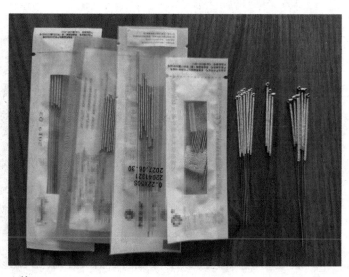

▲针

119

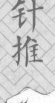

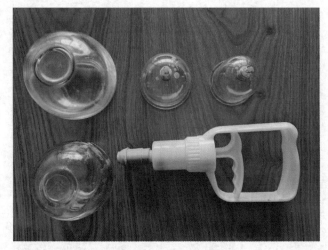

▲玻璃罐、气罐及气泵

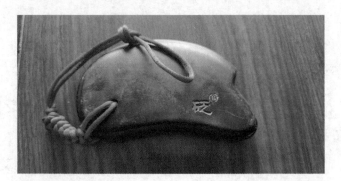

▲刮痧板

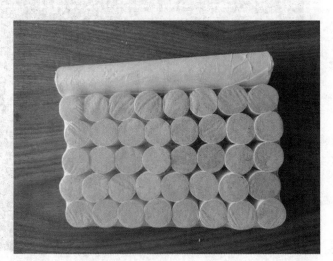

▲艾条

三、应用实例

应用实例 1：失眠

患者：女性，50 ~ 60 岁，严重失眠，更年期中（经期不定，量少，曾服黄体酮未得到改善）。

调理思路：以心九针为主，因患者自述还在更年期中，加上脾、肝两经。

调理过程：

第 1 次调理

针：内关、公孙、三阴交、肝点、神门、期门、神庭、太阳穴、头维、百会等。

第 2 次调理

备注：昨晚半夜 12 点睡，睡了 4 个小时。

针：风池、心腧、膈腧、肝腧、肾腧、委中、公孙、内关、三阴交、神门、合谷、太阳穴、太冲等。

第 3 次调理

备注：昨晚 7 点睡到 9 点，10 点 30 分后再次入睡，早5 点起。

按摩：枕部肌肉放松，夹脊部位。

正脊：颈椎。

针灸：风池、膈腧、心腧、中枢、胆腧、肾腧、神堂、涌泉、内关、公孙、关元、巨阙、天突、右少府、左厉兑（风池点压）等。

第4次调理

备注：整夜未睡，最后吃了1/4安眠药才睡。

针：风池、膈腧、中枢、肾腧、公孙、内关、关元、巨阙、天突、右少府、左厉兑等。

第5次调理

备注：昨晚睡了6个小时。

针：风池、膈腧、中枢、涌泉、公孙、内关、关元、巨阙、天突、右少府、左厉兑等。

第6次调理

备注：昨晚睡觉较浅，睡睡就醒。

针：三阴交、膈腧、心腧、灵台、肾腧、风池、公孙、内关、关元、巨阙、天突、右少府、左厉兑等。

第7次调理

针：风池、心腧、膈腧、中枢、肾腧、公孙、内关、关元、巨阙、天突、右少府、左厉兑等。

第8次调理

背部梳理。

针：内关、公孙、三阴交、血海、关元、巨阙、天突、风池、心腧、膈腧、肾腧等。

调理效果：一个半疗程做完后，患者自述状态很好，可以深入睡眠了。

应用实例 2：耳鸣

患者：女性，60 ~ 70 岁，左耳耳鸣一年半到两年，曾针灸过，高压氧舱加激素针，吃中药，至今未有改善。

调理思路：颈椎正骨结合针推、按摩。

第 1 次调理

正骨：颈椎。

针：外关、足临泣、风市等。

第 2 次调理

备注：第一次调理后即觉症状减轻，休息两天感觉有改善。

按摩：风池穴。

正骨：颈椎。

针：外关右、足临泣右、风市穴右、翳风穴左、听宫穴左、太阳穴、下听宫穴左、百会等。

调理结果：调理两次后，耳鸣程度有所好转。

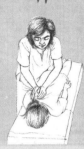

第六部分

中医付氏针推的价值

一、中医付氏针推的社会价值

中医付氏针推是一种不用药物的绿色自然疗法，通过物理手段进行治疗，对人体无毒副作用。现在，中医学已逐渐被其他国家所接受，针灸、拔罐等治疗手段更是引起广泛关注。中医付氏针推传承人以其独特的家族传承，作为针灸疗法的一个流派，在结合大量临床经验后，形成了自己的治疗方式，丰富了针灸学。中医付氏针推遵循着天人合一的思想，无论是使用的器具，还是治疗过程都绿色环保。

中医付氏针推治疗方式应用广泛，用于经络，可以调理部分身体异常情况以及生理性病变。治疗方法结合辩证思维，可快速确诊病情，快速获得疗效。

中医付氏针推治疗充分发挥中医与武术的内在联系。运用中医的经络循行及穴位分布等理论，融入武术的技法与功法，延伸传统武术防病、康体、健身的功效。中医付氏针推通过内、外兼修，促进国民健康水平的提升，提高国民的生活质量；中医付氏针推通过传统武术与中医学、现代医学的融合，深入国民健康状况的实践之中，逐步形成中国特色的体医融合发展路径；中医付氏针推可以通过体医融合文化价值的普及，满足对康复治疗后备人才的需要。

　　总之，中医付氏针推兼具全面性与实用性，有益于中医与武术在当今大健康时代发展中突破现状，通过以优比优的方式服务社会大众，助力健康中国建设。

二、中医付氏针推的文化价值

中医付氏针推是中医与武术这两大传统文化在长期实践中结出的果实，遵循着天人合一的思想，走出了一条独具特色的创新发展道路。

传统中医与中国武术有着密切的联系，可谓同根同源、相互依存；中医与武术的背后蕴藏着高深的理论和完整的系统。中医承载着中国古代人民同疾病作斗争的经验和理论知识，在古代朴素的唯物论和辩证法思想的指导下，通过长期医疗实践逐步形成并发展成为医学理论体系；它阐释了人体阴阳、虚寒、病理等基础理论问题。而武术是从健身、养生、训练和技击等方面进行实践，二者互相影响，互相渗透，互相交融，融会贯通，相得益彰。中医的精气学说、阴阳五行学说、气血津液、藏象、经络、体质、病机、治则、养生等理论和思想，广泛被后世武术大家作为健身、养生等人身运动生理理论的基础依据。

中医贵在养德，讲究"恬淡虚无，真气从之，精神内守，病安从来"，要求保持精神、情感以及心理上的健康。养生强调人与自然的关系，要顺应自然环境、四时气候的变化，主动调整自我，保持与自然的平衡以避免外邪的侵入。遵循阴阳五行生化收藏之变化规律，保持生命的活力；在强调运动的同时，达到强身健体、增强意志、促进消化循环、增强免疫力的目的，这些都是与武术的文化观相一致的。

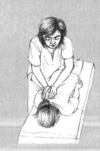

中医付氏针推

第七部分

中医付氏针推的传承谱系与历程

一、中医付氏针推的传承谱系

中医付氏针推的传承从晚清至今有百余年的历史，目前已传承至第五代。

第一代 傅百川（1863—1963），字伯潜。祖籍河北省安国县北阳村，自幼习武，善用针灸、正骨。1890年，举家闯关东来到大连，在大连开办了同发合医馆。1902年，开始学习解剖，并留下手写本《生理学》笔记一部。

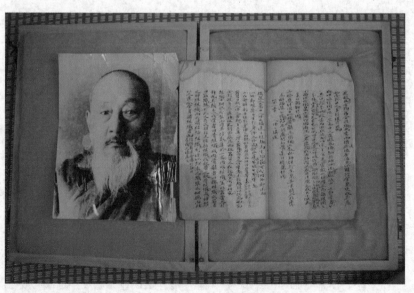

▲傅百川留存的笔记

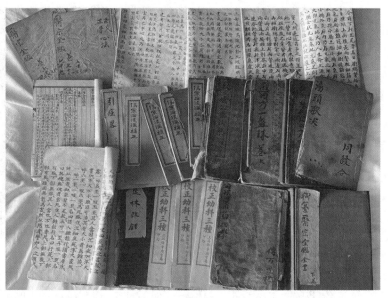

▲傅氏家族留下的多本古籍

第二代　傅凤鸣（？—1961年），文字资料已遗失，同发合医馆关闭。

第三代　付士斌（1931—1998年），行医60年，擅长运用针灸结合中药治疗，留下多本方剂及病历。

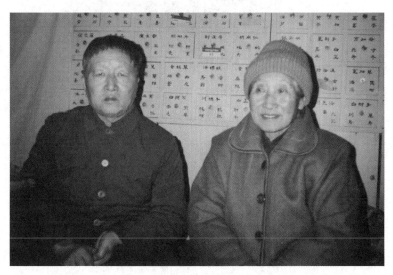

▲付士斌和妻子杨彩纹

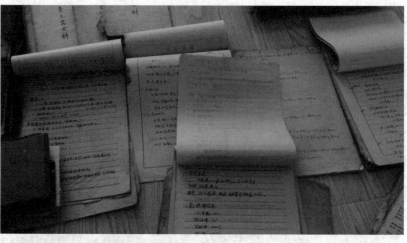

▲付士斌留存的多本方剂及病历

　　第四代 付英凯（1951—2002），自幼习武，擅长针灸、正骨，做过村医生，后虽因生计改行，但仍长期帮助同村人缓解疼痛。

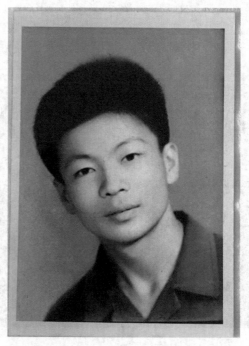

▲付英凯

第五代　付强，1980年出生，自幼学习中医、易经、武术。精于面诊、针灸、正骨、推拿、导引；在调理心脏病、消渴（糖尿病）、颈肩腰腿、筋骨病等方面，皆有自己独到的调理方法。从业十余年口碑相传，访客来自全国各地。

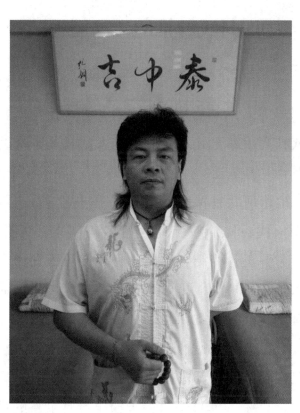

▲付强

二、中医付氏针推的传承历程

河北是名医辈出之地。春秋战国时期的名医扁鹊是渤海郡郑鄚人，也就是现在的河北沧州任丘人。河北同时也是武林高手辈出之地，晚清十大武林高手中的董海川、杨露禅、大刀王五、孙禄堂、王子平、郭云深皆出自河北。

祖籍河北省保定安国县北阳村的傅百川，自幼习武。傅家世代行医，在当地很有名气，傅百川更把武术与中医针灸、正骨相结合，立志将家传医道发扬光大。清光绪十六年（1890年）五六月份，海河流域发生流域性洪水，约有110个县受灾。北京降雨频繁，永定河多处决口，北京发生百余年来最严重的一次水灾。傅百川仗义疏财，向灾民舍粥施药。傅家本为小康之家，如此一来自然是难以为继。27岁的傅百川只得举家跟着直隶省的难民一起闯关东，并在大连安下了家。傅百川敢想敢做，他下决心要在这片陌生而充满可能的土地上闯出自己的一片天地。

清末民初，习武成了一种社会新风尚。在这一特殊历史时期，因大连重要的战略地位，一批武学人士集聚于此，多种武术流派在这里传承。顺应了这一风尚的傅百川不仅武艺高强，更因擅长针灸和正骨，有机会结交到不少来自天南地北的武林人士，相互切磋各门各派武功，并开起了一家叫同发合的医馆。从某种意义上说，中医付氏针推在功法修炼方面所汇集的内家与外家各派功法正得益于此。

后来，傅百川又经朋友介绍开始学习解剖。不少人认为，中医没有解剖学，其实不然。早在先秦时期，解剖作为医学临床治疗手段是比较常见的，如《史记·扁鹊仓公列传》中就记述了"割皮解肌，决脉解筋，搦髓脑，揲荒爪幕，湔浣肠胃，漱涤五藏，练精易形"的情景。《汉书·王莽传》也曾记载王莽使太医尚方与巧屠共同活体解剖。此前，傅百川一直没有机会接触解剖学，这一次不仅得偿所愿，而且让他的眼界和医术都有了一定的提升。傅百川将中医的传统经络与现代人体解剖学相结合，对祖传的"傅氏13针"进行了改良与创新。

傅百川育有四子，他在教授儿子们学习针推与中草药时，提出的要求就是：运用针推必须有武术内功、外力方能达到良好疗效，其后还要秉承博学、审视、明辨、慎思、笃行的原则才能更快、更精准地祛病。他还根据每个儿子不同的特长，因材施教，使他们所学不同，各有所长。后来，傅百川不干医馆了，但街里街坊有病，他还是会伸出援手，傅百川的长子傅凤鸣在父亲的指导下，临床经验也越来越丰富。

1931年，傅凤鸣喜得贵子，傅百川作为爷爷自然是特别高兴，为其取名为付士斌。为了让中医付氏针推后继有人，傅百川决定将毕生所学全部传给了自己的长孙付士斌，并从小让他学习各家的拳法、桩法，为今后发展筑基。

1945 年 8 月 22 日，同发合医馆开业，倍感欣慰的傅百川将医馆的生意交给儿子打理。

付士斌从祖父手中完整继承了中医付氏针推，此后又外出学习深造。他不仅医术精湛，而且会讲一口流利的日语和朝鲜语，在救死扶伤的同时，更为当地党组织和人民政府做了不少工作。

中医付氏针推的第四代传承人付英凯尤其擅长针灸，虽然后来改行进工厂做了其他工作，但这门祖传的医道技艺却从未丢下。

中医付氏针推虽历经磨难，但其历代传承人的爱国主义精神和民族气节却与这门神奇的技艺一起传承至今。

如今，作为中医付氏针推的第五代传承人，付强精通面诊、针灸、正骨、推拿、导引；在调理心脏病、消渴（糖尿病）、颈肩腰腿、筋骨病等方面，皆有自己独到的调理方法并可立竿见影，从业十余年深受全国各地患者的好评。中医付氏针推作为针灸疗法的一个流派，在结合大量临床经验后，形成了自己的治疗方式，丰富了针灸学。中医付氏针推运用物理手段治疗，对人体无毒副作用。它不同于西方医学，是中华优秀传统文化的果实，遵循着天人合一的思想，为人类与自然生态和谐相处提供了样本。正是得益于付强的传承与创新，中医付氏针推不仅走出了辽宁，更享誉全国。

2020 年 5 月，中医付氏针推入选大连市第八批市级非物质文化遗产代表性项目名录。大连市非物质文化遗产保

中医付氏针推

护中心加大了对中医付氏针推的支持和保护力度，使中医付氏针推在民众康养、防病治病方面发挥了更大的作用。2023 年 5 月，付强被大连市文化和旅游局评为市级非物质文化遗产代表性项目中医付氏针推代表性传承人。

作为这一非物质文化遗产的代表性传承人，付强认为：中医付氏针推本身是一种溯源思路的医疗方法，所遵循的是治本清源，基本上是清其源、顺其流。中医付氏针推在治疗上以经络穴位为主。在治疗程序上，按医生查出的病灶进行治疗。中医付氏针推以疗效为准，达到调、通、补、泻、平衡阴阳，以快速解决患者的痛苦。治疗方法结合辩证思维，可快速确诊病情，快速获得疗效。讲究经验以及传承。对经络的独特认知以及治疗手段的熟练程度有较高的要求，并且直接影响治疗效果。根据疗程中不同阶段，手段会产生相应

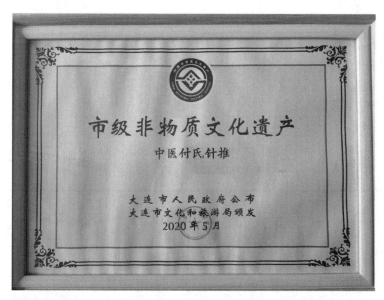

▲项目证书

139

变化，因此治疗手段和经验是疗效的决定性因素。

　　总之，中医付氏针推是中华优秀传统文化这棵参天大树的果实，它不同于西方医学，是中华文明的延续。为了更好地助力健康中国，付强以传统的师带徒的方式口传身授，使中医付氏针推的传承后继有人，还计划成立专项保护小组，完成中医付氏针推的建档工作；加强与其他针灸流派的交流，吸取众家所长；研究总结中医付氏针推理论，出版相关著作，方便留存及传播，使其能够为更多人造福，服务健康中国建设。

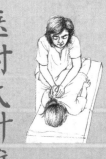

中医付氏针推

第八部分

中医付氏针推的传承与保护

一、中医付氏针推的传承

　　付强，字仟仞，中医付氏针推第五代传承人，生于中医世家，得中医家学嫡传。高曾祖父傅百川，生于晚清时期，自幼学医、习武，行医80余年，现存亲笔作品《生理学》一部。祖父付士斌，行医60余年，擅长用药和针灸。父亲付英凯，自小学医，年少行医，擅长针灸。

　　非遗传承人付强既会传统武术，又懂中医医理。运用中国传统功夫（武术、导引）心与意合，意与气合，气与力合，针灸时有气感，达到治病效果。推拿运用手与足合、肘与膝合、肩与胯合这三合，发出透骨力，推到经络深处，达到治疗效果。这就是中医付氏针推区别于一般保健推拿的根本原因。

　　在代表性传承人付强的努力下，中医付氏针推得到了较好的传承与发展。如组织开展各种展示展演、交流会、公益讲座，进行义诊活动等，宣传推广了中医付氏针推项目。

（一）讲座交流
　　2013年11月，中医付氏针推代表性传承人付强到北京中推联合医学研究院讲课，讲授正骨与理筋，深度剖析了筋骨之间的关系。千余人参加了此次培训，课后有四百余人联系传承人进行学习。

2014年3月，中医付氏针推代表性传承人付强到北京中推联合医学研究院，讲授五脏排毒相关内容，对毒素来源、人体伤害及排毒方法进行了阐述，有千余人听课；10月，中医付氏针推代表性传承人付强在青岛讲授膝关节疼痛相关知识；11月，中医付氏针推代表性传承人付强到北京中推联合医学研究院讲授付氏针推。

2017年4月，中医付氏针推代表性传承人付强在大连举办讲座，讲授针推技法，演示运用手与足合、肘与膝合、肩与胯合"三合"针推治疗方法。12月，中医付氏针推代表性传承人付强应邀到大连普兰店杨树房医院（普兰店大杨医院）讲解健康理念。

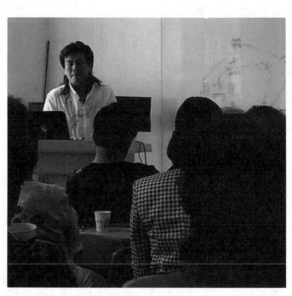

▲非遗传承人付强在大连举办讲座

2022 年 11 月，中医付氏针推代表性传承人付强受邀到广西南宁、江苏江阴、海南海口进行交流培训，与同行交流针灸、推拿、罐等技法，推广中医付氏针推的技法，为大连中医的传承与发展做出了一定的贡献。

（二）义诊展演

2015 年 6 月，中医付氏针推代表性传承人付强在大连中山区青泥洼街道举办讲座，讲授健康知识，帮助市民树立正确的健康观，约有 70 人参与此次讲座活动。10 月，付强在大连甘井子区红旗街道举办讲座，讲授老年人作息、运动、养生知识，包括子午流注、常见穴位、餐食时间分配和食疗养生等，参与 80 余人。

2020 年 9 月，中医付氏针推代表性传承人付强在大连博物馆门前广场举办的"我们的节日"系列活动——"赏中秋月 颂爱国情"群文志愿者广场文艺晚会暨非物质文化遗产展示展演展销活动中，受邀开展义诊活动，与群众交流中医付氏针推的相关知识，六百余人参加。

2021 年 6 月，在"人民的非遗 人民共享"——"非遗嘉年华·展示展演周"活动中，中医付氏针推代表性传承人付强为群众进行义诊，交流健康理念，帮助群众树立正确的健康观念，千余人参加。

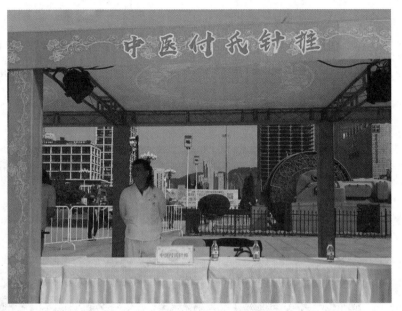

▲中医付氏针推参加"我们的节日"非遗展示展演活动 1

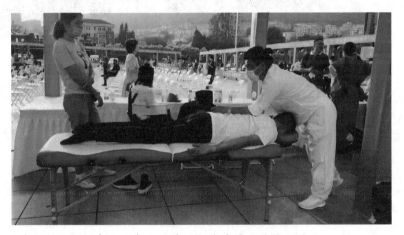

▲中医付氏针推参加"我们的节日"非遗展示展演活动 2

（三）组织培训

2021 年 8 月，中医付氏针推代表性传承人付强组织"中医付氏针推"培训活动，培训学员三十余人，使学员加深了对中医付氏针推的了解。

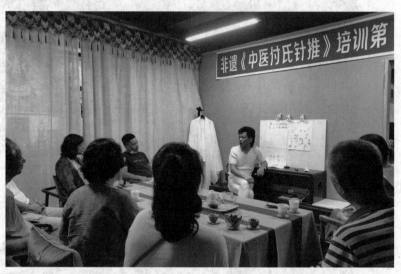

▲中医付氏针推组织培训活动

2022 年 1 月和 9 月，组织两期传统武术修习班，教授间架结构、六字诀、形意拳、八卦掌、八卦步等相关内容，为学员、学徒学习中医付氏针推打下武术基础。

二、中医付氏针推的保护

中医付氏针推是手法医学，言传身教。在实践中真正领会手法的准确性和灵活性，需要感悟和重要的临床经验，甚至口耳相传，所以它不具备一般学科的易传性。

中医付氏针推要求学习者既要会传统武术，又要懂中医医理，学习难度大，增加了传承难度。

对于经络穴位的辨识，需要操作者具有准确的判断力和熟练的手法，传承技法来自几代人的实践，加之不断的发展创新。

现已采取了以下系列保护措施：

1. 内容保存

运用文字、录像、数字化多媒体等手段，对中医付氏针推进行真实、全面、系统的记录，积极搜集病例资料，妥善保存并合理利用。

2. 人才保护

代表性传承人收徒，以传统"师带徒"的方式口传身授，使中医付氏针推后继有人，能够继续作为"活"的文化传统在下一代当中得到继承和发扬。

3. 项目传承

建立中医付氏针推传承基地，培训学员百余人。多年来进行项目的传承、研究，促进项目的发展。

参考文献

[1] 张登本, 孙理军. 黄帝内经 [M]. 北京：新世界出版社，2008.

[2] 张成博, 程伟. 中国医学史 [M]. 北京：中国中医药出版社，2016.

[3] 骆竟洪. 中华推拿医学志——手法源流 [M]. 重庆：科学技术文献出版社重庆分社，1987.

[4] （明）杨继洲. 针灸大成 [M]. 北京：中国医药科技出版社，2022.

[5] 石学敏. 针灸学 [M]. 北京：中国中医药出版社，2007.